研究生创新教育系列丛书

抗体技术

(第二版)

汪世华 等 编著

科学出版社

北京

内 容 简 介

全书共分9章，主要内容包括抗体概述、抗原制备、动物免疫与多克隆抗体制备、单克隆抗体的筛选与鉴定、抗体的大量制备与性质研究，同时介绍了基因工程抗体的制备、抗体的改造、抗体表达与纯化，最后还详细介绍了常用的免疫检测技术。

本书适合生命科学、生物医学等相关专业的研究、教学人员参考阅读，也适合生物科学、生物技术、生物工程、生物医学等相关专业的本科生和研究生作为教材或者参考书。

图书在版编目（CIP）数据

抗体技术/汪世华等编著. —2版. —北京：科学出版社，2018.11

（研究生创新教育系列丛书）

ISBN 978-7-03-058349-9

Ⅰ. ①抗…　Ⅱ. ①汪…　Ⅲ. ①抗体–研究生–教材　Ⅳ. ①Q939.91

中国版本图书馆CIP数据核字（2018）第165175号

责任编辑：罗　静 / 责任校对：郑金红
责任印制：赵　博 / 封面设计：刘新新

科 学 出 版 社 出版
北京东黄城根北街16号
邮政编码：100717
http://www.sciencep.com
北京科印技术咨询服务有限公司数码印刷分部印刷
科学出版社发行　各地新华书店经销
*
2009年 3 月第 一 版　开本：720×1000　1/16
2018年11月第 二 版　印张：12 3/4
2025年 1 月第三次印刷　字数：257 000

定价：98.00元

（如有印装质量问题，我社负责调换）

《抗体技术》(第二版)参编人员

(按姓氏汉语拼音排序)

贾坤志　凌素美　汪世华

王俊程　王荣智　肖诗伟

谢成杰　杨　航　曾令茂

张丹萍　钟燕芳

第二版前言

抗体是机体在抗原物质刺激下，由 B 细胞产生的可与相应抗原发生特异性结合反应的免疫球蛋白。1964 年世界卫生组织将具有抗体活性及与抗体结构相似的球蛋白统称为免疫球蛋白。抗体通过结合抗原、介导细胞毒效应等方式，参与免疫防御、免疫监视和免疫稳定等生物学过程，在免疫反应中起着十分重要的作用。

19 世纪末期诞生了第一代抗体，即多克隆抗体的出现和应用。1975 年杂交瘤单克隆抗体的出现，标志着第二代抗体的诞生。20 世纪 80 年代之后，抗体技术与基因工程、分子生物学相结合，在小分子抗体和人源化抗体等一系列领域取得突破性的成果，使抗体技术成为生物技术特别是生物医药领域研究的热点，从此进入了第三代抗体工程，即基因工程抗体时代。

近年来，单克隆抗体及基因工程抗体得到了快速的发展，并已迅速应用于包括医学在内的诸多领域，包括免疫检测试剂盒、免疫胶体金、免疫成像技术、医学诊断、肿瘤治疗等。由于抗体自身多方面的优势，抗体技术将会在疾病诊断治疗、微量物质检验、生命科学研究等诸多方面发挥越来越重要的作用，抗体药物的人源化、微型化，抗体检测的可视化、自动化都是抗体技术发展的现实要求和重要趋势。而这些相关技术的发展和创新又将进一步推动抗体技术的广泛应用。

本书的第一版于2009年在军事医学科学出版社出版，转眼间过了10年，这期间抗体技术有了很大的进展，特别是人源化抗体和治疗性抗体技术突飞猛进。应广大读者的要求，我们编写了第二版。本书的第一版偏重基本概念和实验方法的介绍；由于军事医学科学出版社改制的原因，第二版我们更换了出版社，并且在第一版的基础上更新了本领域的一些研究成果，其中绝大部分的实验结果都是本实验室(福建省病原真菌与真菌毒素重点实验室)的研究成果。

本实验室获得了国家科学技术部、福建省科学技术厅等多个国家部委和省级项目的资助和支持。正是在这些项目的持续支持下，本实验室获得了系列研究成果。再结合前人研究成果和文献报道，形成了本书的主要内容。本书在介绍抗体基本概念和发展简史的同时，结合本实验室的研究成果，详细介绍了常见抗体的制备过程、性质研究和应用等，旨在让读者了解抗体的主要技术和研究进展，并为相关学科提供基础知识和技术。

全书共9章，由汪世华等编著。同时本实验室的老师、博士研究生和硕士研究生在图表绘制、文字写作、校对、排版等方面做了大量工作，他们分别是贾坤志、凌素美、王俊程、王荣智、肖诗伟、谢成杰、杨航、曾令茂、张丹萍、钟燕芳。

本书的顺利出版，首先要感谢本书的第一版出版社即军事医学科学出版社，同时感谢国家科学技术部、福建省科学技术厅、福建省发展和改革委员会等国家和省部级的项目支持，同时本实验室的研究生、留学生、教师等对抗体研究做了大量的工作，在此一并表示感谢。

由于抗体技术发展势头异常迅猛、日新月异，一些内容还尚无统一的结论，以及编制水平有限，难免有遗漏和疏忽之处，敬请广大读者批评指正。

汪世华

2018 年 5 月于福州

第一版前言

抗体技术始于19世纪末期，以多克隆抗体的出现和应用为标志。1975年，单克隆抗体技术的出现，标志着第二代抗体工程的诞生。伴随着生命科学的不断进步，抗体技术在肿瘤治疗、疾病检测以及推动与生产、生活密切相关科学的发展方面有着不可估量的前景。但是由于这些抗体是异源的，在临床应用中会产生人抗鼠抗体反应(HAMA)，所以在实际应用中存在很大的局限性。

20世纪70年代基因工程的诞生，以及80年代分子生物学和分子遗传学的发展为基因的修饰和改造提供了重要的工具。与此同时，对抗体基因结构功能的认识也达到了一个较高的水平，这一切都为基因工程抗体技术的产生铺平了道路。人们利用基因工程手段可以对抗体基因进行适当的改造并转入合适的表达载体，以获得适合实际应用的理想抗体分子。从此，抗体技术的发展翻开了崭新的一页，即进入了第三代抗体工程——基因工程抗体时代。

抗体生产的最终目的是为了应用，而在应用中积累的经验反过来又促进抗体生产技术的不断革新进步。抗体技术在自身不断发展的同时，作为一种强有力的研究工具在生命科学的各个研究领域也起到了极大的促进作用，推动生命科学与技术取得了一个又一个突破，将一个全新的生物科学世纪展现在我们面前。特别是在临床医学、环境保护学、基因组学、生物信息学等学科领域发挥了巨大的作用。时至今日，抗体技术已成为生命科学研究中不可缺少的一环，它将在维护人类健康、保障环境安全、增进对基本生物学问题的认识等方面，发挥越来越重要的作用。

本书在介绍抗体技术基本内容的同时，兼顾学科发展动向，涉及当今抗体技术的应用。内容不仅包括细胞工程抗体、基因工程抗体、抗体库的构建和筛选、抗体改造、抗体表达与分离纯化、抗体标记技术，还对免疫检测技术、抗体性质测定及抗原表位分析做了介绍。旨在使读者了解现代抗体技术的进展，并为相关学科提供知识和技术。全书共 10 章，由汪世华编写，王磊、张薇、张晓鹏、刘晓雷、杨新、刘丽华、张峰、刁苗、连惠芗、张成、焦航宇、郑嘉熙在图表的绘制、文字的校对和排版方面作了大量的工作。

本书的出版得到了“高校教材出版基金”和福建农林大学教务处的资助，在此表示感谢。感谢“全国高校素质教育教材研究编审委员会”对本书的审定。

由于抗体技术发展势头异常迅猛、日新月异，一些内容尚无统一的结论，以及编者水平有限，难免挂一漏万，敬请广大读者批评指正。

编　者
2008 年 8 月于福州

目　　录

第1章 抗体概述

抗体是动物在抗原的刺激下，由机体免疫系统产生的具有高度特异性的效应分子。抗体通过结合抗原、介导细胞毒效应等方式参与机体的免疫防御、免疫监视和免疫稳定等生物学过程，在体液免疫中起着十分重要的作用。

抗体及其相关应用技术的研究开始于19世纪，经过长期的积累，20世纪后半叶进入了快速发展时期，80年代之后在抗体生产技术和应用技术领域取得了许多突破性的进展。多克隆抗体、单克隆抗体、基因工程抗体和人源化抗体等一系列突破性的成果，使抗体技术成为生物技术特别是生物技术医药领域研究的热点。

1.1 抗体的发展历程

抗体技术研究是伴随着抗体的发现开始的，同时伴随着对抗体认识的不断加深而拓展。广义的抗体技术包括抗体的生产及应用相关的所有技术，狭义的抗体技术则是指与抗体生产相关的技术。在抗体技术的研究过程中，人类对抗体技术各方面应用的需求推动着抗体技术研究不断向前发展，取得了许多标志性的研究成果。

1.1.1 抗体的发现

1796年，英国医生Jenner研究出用牛痘预防天花的方法，推动了免疫学前期的快速发展。19世纪末，法国的巴斯德发明了用减毒狂犬病毒株制成狂犬病疫苗，预防人类的狂犬病。1890 年，德国的 Behring 发现用白喉毒素免疫动物后获得的免疫血清中有一种能够中和抗白喉毒素的物质存在，日本细菌学家 Kitasato 也发现用破伤风毒素免疫动物之后获得的免疫血清中存在类似的物质。两人将获得的免疫血清用于治疗白喉和破伤风疾病，取得了良好的治疗效果。这类能够中和毒素的物质被称为抗毒素(antitoxin)。之后，抗体(antibody，Ab)的概念就开始被引用来指代与抗毒素类似的物质。与此相应地，将能够刺激机体产生抗体并能与相应抗体发生特异性反应的物质称为抗原(antigen，Ag)。

20 世纪 30 年代末，Tiselius 和 Kabat 发现，免疫后的动物血清中 γ-球蛋白的含量明显增加，而当血清与相应的抗原反应之后，血清中 γ-球蛋白的含量恢复到免疫前的水平，从而确定了抗体分子的本质是 γ-球蛋白。

1.1.2 抗体技术的发展

抗体生产技术根据发展历史可以分成 3 个阶段，分别是多克隆抗体、单克隆抗体和基因工程抗体。

1. 多克隆抗体

多克隆抗体(polyclonal antibody，PcAb)出现于 19 世纪末。最初发现的白喉毒素的抗血清即是一种多克隆抗体。当抗原注射到动物体内之后就会产生针对该抗原的抗体。大多数抗原表面的成分复杂，具有多种不同的抗原表位，因而免疫血清中产生的抗体不是针对某个单一抗原表位的，而是针对多种抗原成分或抗原表位的，是综合的、不均一的，即为多克隆抗体。

2. 单克隆抗体

单克隆抗体(monoclonal antibody，McAb)出现于20世纪70年代，是继多克隆抗体之后的第二代抗体生产技术。1975年，英国科学家Kohler和Milstein将能够产生抗体的B淋巴细胞与肿瘤细胞融合，成功地建立了单克隆抗体技术，并因此于1984年获得诺贝尔生理学或医学奖。

单克隆抗体的制备原理大致如下：动物机体受到外界抗原物质刺激后可诱发免疫反应，产生与该抗原相对应的抗体，这一职能由B淋巴细胞承担。体外培养的B淋巴细胞能够产生抗体但不能长期存活，然而肿瘤细胞可以无限繁殖，通过化学试剂等方法将两者融合，融合后的子代细胞同时具有两者的特征，即产生抗体和无限传代，从而获得单克隆抗体。

随着研究的不断深入，单克隆抗体在人源化程度不断提高、负作用不断减少的同时，疗效得到了显著的增强，其在疾病治疗中的作用越来越受到人们的重视。凭借其自身在医疗、检测方面的应用优势，单克隆抗体技术目前已成为生物技术开发热点和全球生物技术界关注的焦点。

3. 基因工程抗体

基因工程抗体(gene engineering antibody，GEAb)出现于20世纪80年代早期，1984年Morrison等首次报道鼠-人嵌合抗体。基因工程抗体是通过PCR技术获得抗体基因或抗体基因片段，重新对其进行组装获得的新型抗体分子。它在保留天然抗体的特异性及生物学活性的同时，降低甚至基本消除抗体的免疫原性。基因工程抗体也被称为第三代抗体。

20 多年来，基因工程抗体的研究取得了巨大的进展，先后成功地构建了人源化抗体、小分子抗体、某些特殊类型抗体及抗体融合蛋白等。噬菌体抗体库、酵母、细菌、核糖体展示文库等技术的出现，使不经免疫就可获得任何一种动物的特异性抗体成为可能，推动研究和应用向这一方面发展。

从多克隆抗体到单克隆抗体，再到基因工程抗体；从不均质异源抗体到均质异源抗体，再到人源化抗体，100 多年的时间里抗体生产技术跨过了 3 个时代，这是生命科学不断发展的结果，反过来抗体技术也在一定程度上推动了生命科学和与医药相关的学科的发展。

1.2　抗体的分子结构

抗体是具有高度特异性的蛋白质分子，它在机体体液免疫中发挥着重要作用。

1.2.1　抗体的概念

抗体(antibody)是机体在抗原物质刺激下，由 B 细胞产生的、可与相应抗原发生特异性结合反应的免疫球蛋白。抗体分子是机体内最复杂的分子之一，在 1964 年世界卫生组织举行的专门会议上，将具有抗体活性及与抗体结构相似的球蛋白统称为免疫球蛋白(immunoglobulin，Ig)。

抗体主要分布于血液中，也存在于机体其他部位，包括：①血浆和抗体分泌性 B 细胞聚集部位的组织间液里；②细胞质中，如内质网和高尔基体等膜结合的细胞器内，以及能合成抗体分子的 B 淋巴细胞表面；③某些免疫效应细胞的表面，如自然杀伤(NK)细胞和单核吞噬细胞，虽然它们不能合成抗体，但能连接抗体分子的特异性受体；④某些分泌液中，如乳汁和黏液。

1.2.2　抗体分子的组成

抗体分子的基本结构是由二硫键连接的四条肽链组成的对称结构(图 1-1)。其中两条长链称为重链(heavy chain，H 链)，两条短链称为轻链(light chain，L 链)，4 条链通过链间二硫键构成 Y 形。

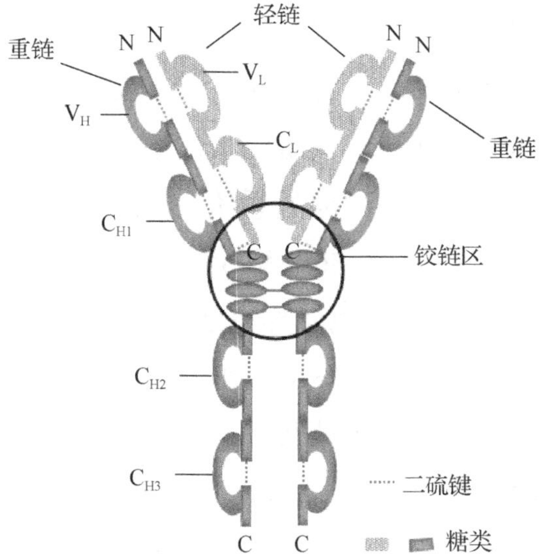

图 1-1　IgG 的化学结构模式图

1. 轻链和重链

轻链(L 链)由约 214 个氨基酸残基组成，共有两型，即 Kappa (κ)与 Lambda(λ)。同一个 Ig 上的 L 链类型完全相同，但在同一个体中可同时存在两种轻链型的 Ig。

重链（H 链）由 450～550 个氨基酸残基组成。不同的重链由于氨基酸残基的排列顺序、二硫键的数目与位置、含糖的种类与数量不同，其抗原性也不同。根据 H 链抗原性的差异可将其分为 μ 链、γ 链、α 链、δ 链和 ε 链，共 5 种，每个 Ig 分子的两条重链也完全相同。

2. 可变区与恒定区

Ig 单体中 4 条肽链两端游离的氨基或羧基的方向是一致的，分别称为氨基端（N 端）和羧基端（C 端）。在 Ig 单体分子的 N 端，轻链的 1/2 区与重链的 1/4 区氨基酸的组成和排列顺序随抗体特异性变化而不同，此区域被称为可变区（variable region，V 区），可变区包括轻链可变区（V_L）和重链可变区（V_H），其中 L 链可变区有 3 个 CDR 区，按照 Kabat 的编号系统，CDR1 区位于第 24～第 34 位氨基酸，CDR2 区位于第 50～第 56 位氨基酸，CDR3 区位于第 89～第 97 位氨基酸。H 链也同样有 3 个 CDR 区，它们分别位于第 31～第 35 位、第 50～第 65 位和第 95～第 102 位氨基酸。V 区赋予了抗体结合抗原的特异性。在 Ig 多肽链的 C 端，轻链的其余 1/2 区和重链的 3/4 区部分，其氨基酸数量、种类、排列顺序及含糖量都比较稳定，被称为恒定区（constant region，C 区），恒定区中同样包括轻链恒定区（C_L）和重链恒定区（C_H）。C 区构成 Ig 的框架，能够介导次级反应，同时决定 Ig 的抗原性。

1.2.3 抗体分子超家族

研究表明，细胞膜表面和机体某些蛋白质分子，其多肽链折叠方式与Ig折叠相似，在DNA水平和氨基酸序列上与Ig的V区或C区有较高的同源性，它们可能从同一祖先基因经复制和突变衍生而来。编码这些多肽链的基因被称为免疫球蛋白基因超家族(immunoglobulin gene superfamily)，这一基因超家族所编码的产物被称为免疫球蛋白超家族(immunoglobulin superfamily，IGSF)。免疫球蛋白超家族成员的标准是其分子中含有与免疫球蛋白的功能区相似的结构域，与免疫球蛋白的V区或C区有一定的序列同源性和类似的立体结构。

1. 免疫球蛋白超家族的组成

随着细胞表面标记、单克隆抗体及基因工程研究的发展，近年来发现属于IGSF的成员已达近百种，主要包括抗原受体和其他可结合抗原的分子、免疫球蛋白的受体、免疫细胞表面分子和黏附分子、神经细胞黏附分子、生长因子和淋巴因子的受体，以及如癌胚抗原等其他分子。

2. 免疫球蛋白超家族的特点

IGSF的成员均含有1～7个多样功能区。功能区是由3～5股反平行β折叠各自形成两个平行β片层的平面。大多数功能区内有一个二硫键，垂直连接两个β片层使之成为一个球形结构，肽链的这种折叠方式被称为免疫球蛋白折叠(immunoglobulin fold)。

这些超家族成员功能各异，但大多数涉及细胞表面识别，因此又被称为识别球蛋白超家族(cognoglobulin superfamily)。IGSF很可能最早起源于原始的具有黏附功能的基因，通过复制和突变衍生形成了识别抗原、细胞因子受体、IgFc段受体、细胞间黏附分子及病毒受体等不同的功能区。

1.3 抗体的类型

根据 H 链的不同，抗体可分为 IgM、IgG、IgA、IgD 和 IgE，共 5 种类型(图 1-2)。

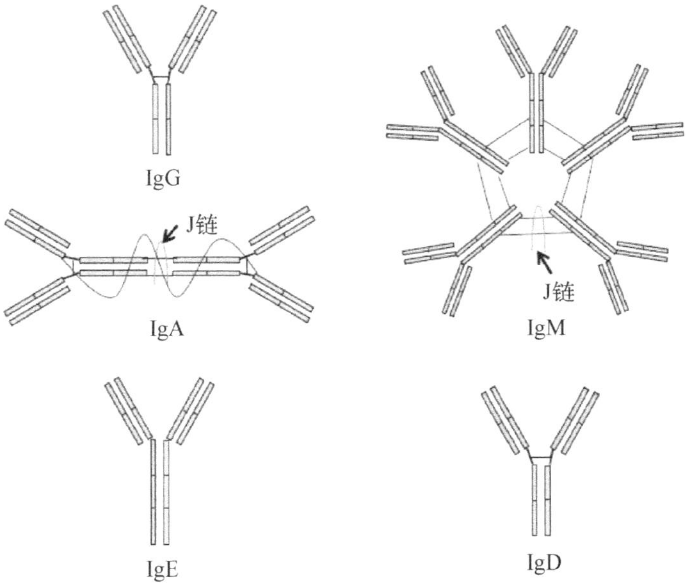

图 1-2　5 种类型抗体分子示意图

1.3.1　IgG

IgG 是血清中的主要抗体成分，是再次免疫应答产生的主要 Ig，占血清免疫球蛋白的 75%～80%，多以单体形式存在，其分子量约 150 kDa。

IgG 主要由脾脏和淋巴结中的浆细胞合成，半衰期约 23 天，是所有 Ig 中半衰期最长的。IgG 在体内含量高、分布广，比其他 Ig 更易透过毛细血管壁弥散到组织液中，包括脑脊液在内的所有组织和体液中都存在 IgG，具有较强的抗感染、中和毒素和免疫调理作用。IgG 是唯一能通过胎盘的抗体，胎盘内 IgG 含量远比血清中浓度高，对新生儿抵抗感染起重要作用。研究表明，IgG 在机体免疫防御和免疫应答中占有重要地位。

1.3.2 IgM

IgM 是初次免疫应答早期阶段产生的主要 Ig，其分子量最大(约 900 kDa)，是由 5 个单体和 1 个 J 链(joining chain)组成的五聚体，呈花环状，所以又被称为巨球蛋白。IgM 的产生部位主要是脾脏和淋巴结，主要分布在血液中，占血清总 Ig 的 5%～10%。

在人个体发育过程中，无论是 B 细胞膜表面 Ig，还是经抗原刺激后合成分泌到血清中的 Ig，IgM 都是出现最早的 Ig。在胚胎发育晚期，胎儿就开始具有产生 IgM 的能力。由于 IgM 在免疫应答早期产生，加上结合补体和活化补体后可通过补体活化片段发挥调理吞噬作用的能力均较 IgG 强，因此 IgM 在机体的早期免疫防御中占有重要地位。IgM 的半衰期短，仅 5 天，而且在感染的早期即已产生，所以检查个体特异性 IgM 抗体水平可用于传染病的早期诊断。

1.3.3 IgA

IgA 有血清型和分泌型(sIgA)两种类型。血清型 IgA 主要由肠系膜淋巴组织中的浆细胞产生，占血清抗体总量的 10%～20%，以单体为主，分子量约 170 kDa，有 IgA_1 和 IgA_2 两个亚类。血清型 IgA 具有多种抗体活性，如同血凝素、抗胰岛素、抗白喉毒素、抗脊髓灰质炎病毒抗体等。当人体缺乏 IgA，抗甲状腺球蛋白、肾上腺组织等自身抗体水平会升高。

分泌型 IgA 是由呼吸道、消化道和泌尿生殖道等处黏膜固有层中的浆细胞产生的，在浆细胞内由 J 链连接成双聚体后分泌出细胞，当双聚体的 IgA 通过黏膜上皮细胞向外分泌时，与上皮细胞合成的分泌片结合形成完整的分泌型 IgA(sIgA)，释放到分泌物中，分布于黏膜表面。sIgA 主要存在于唾液、泪液、胃肠液、汗液和鼻、支气管的分泌液中等，其不易被蛋白酶所破坏，因此可抑制微生物和抗原物质的入侵，在黏膜局部发挥重要的抗感染和抗过敏作用。

1.3.4 IgE

IgE 分子量为 190 kDa，血清中含量极少，仅占血清总 Ig 的 0.002%。在个体发育过程中合成较晚。IgE 主要由鼻咽部、扁桃体、支气管、胃肠道等黏膜固有层的浆细胞产生，可引起 I 型超敏反应，因此这些部位既是变应原进入机体的主要门户，也是许多超敏反应的主要发生场所。

1.3.5 IgD

IgD 是分子量为 175 kDa 的单体，在血清中含量仅占 Ig 总量的 1%，其半衰期只有 2.8 天。IgD 的 J 链区较长，极易被蛋白酶水解，不能激活补体途径 IgD，是 B 细胞发育的重要标志，B 细胞在分化过程中，细胞膜上先出现膜结合型 IgM，然后出现膜结合型 IgD，它们与抗原结合的特异性相同，都是 B 细胞的抗原受体，并在 B 细胞向浆细胞分化中起调节作用。

1.4 抗体的功能

抗体分子由 V 区和 C 区组成，拥有对应的结构域产生的功能。

一是可变区介导的与抗原的特异性结合；二是恒定区介导的与抗原结合后产生效应功能。免疫球蛋白具有阻止病原体入侵、活化补体、结合 Fc 受体及被动免疫等功能。

1.4.1 抗体分子的水解片段

用木瓜蛋白酶水解 IgG，可将重链在链间二硫键近 N 端处切断，得到 3 个片段，即两个相同的抗原结合片段(fragment antigen binding，Fab)和一个可结晶片段(fragment crystalline，Fc)。每一个 Fab 段含有一条完整的轻链和重链 N 端的 1/2 部分，能与一个抗原决定簇发生特异性结合，即一个抗原结合价。Fab 段是 Ig 具有抗体活性的部分，其结合抗原的部位在 V_L 及 V_H 功能区的超变区。Fc 段在低温下容易结晶，由两条 H 链 C 端的一半组成，不能与抗原结合(图 1-3)。

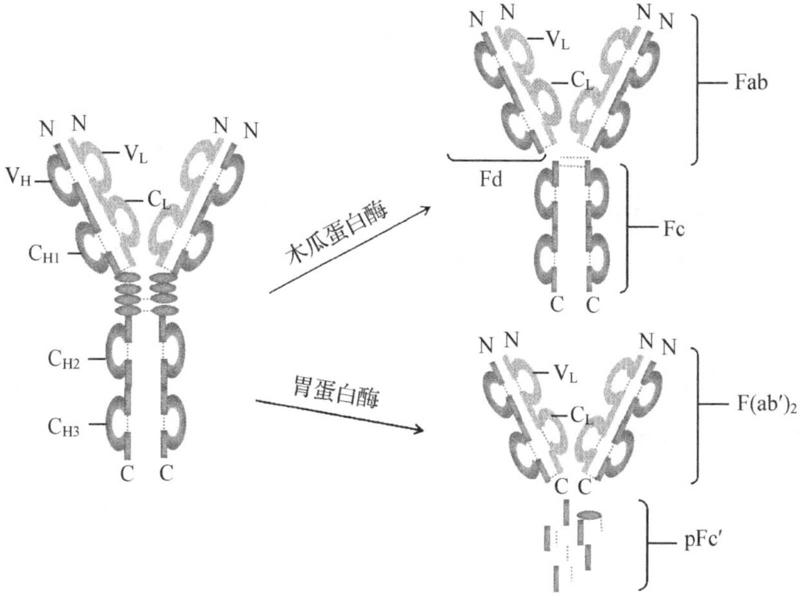

图 1-3 Ig 的水解片段示意图

用胃蛋白酶处理 IgG 时，可得到一个具有双价抗体活性的片段，即 F(ab)'$_2$段和若干小分子多肽碎片(pFc')，后者无任何生物学功能。胃蛋白酶在 H 链间二硫键的羧基侧切断了重链，所以两个 Fab 片段仍由链间二硫键连接在一起(图 1-3)。

1.4.2 抗体分子的功能区结构

通过对 Ig 一级序列的分析发现，Ig 是由数个 70～110 个氨基酸残基组成的功能区构成，任意两个功能区之间间隔约 60 个氨基酸，形成链内二硫键使功能区成为一个球状结构。不同功能区某些位置的氨基酸有着高度的保守性，因此功能区的立体结构都非常类似(图 1-3)。其中 L 链含有 2 个功能区，氨基端为可变区(V_L)，羧基端为恒定区(C_L)。H 链在不同的类或亚类可以有 4 个功能区或 5 个功能区。其氨基端为可变区(V_H)，其余是恒定区(C_H)，分别命名为 C_{H1}、C_{H2}、C_{H3} 和 C_{H4}。在大部分重链 C_{H1} 和 C_{H2} 之间有一个铰链区(hinge region, HR)，铰链区的长度为 10～60 个氨基酸不等，其中 IgG_1 和 IgG_3 的最长，分别含有 64 个和 62 个氨基酸残基。HR 中含有较多富有柔性的脯氨酸残基，可赋予 Fab 段较大的自由活动度，有利于抗体和抗原的结合。同时铰链区还含有半胱氨酸，参与链间二硫键的形成。

H 链和 L 链的 V 区互相作用形成抗原结合位点(图 1-4)。V 区的氨基酸序列随抗体特异性不同而变化。氨基酸序列的变异集中分布在几个较小的区段内，这些区域被称为高变区或超变区(hypervariable region)或互补决定区(CDR)。此区域实际上是特异性抗原与 Ig 结合的部位，也是 Ig 独特型决定簇的位点。除了抗原结合位点外，还有补体结合区和 Fc 受体结合区(图 1-4)，分别用于结合补体和Fc受体，从而激活补体和Fc受体介导的效应功能。抗体分子是由结构类似的功能区组成，各区域功能各异(表 1-1)。

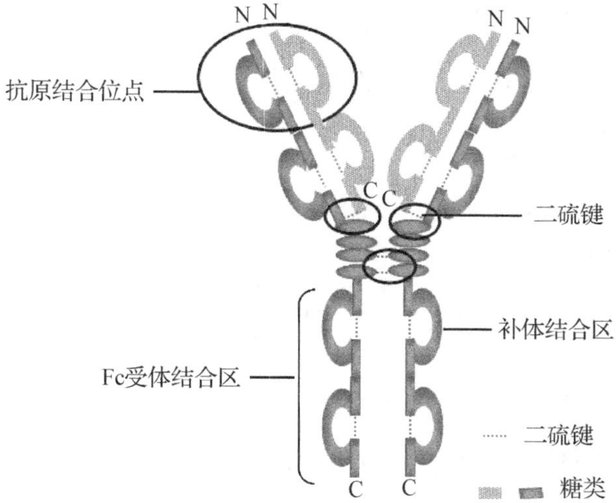

图 1-4　Ig 的功能区

表 1-1　抗体分子的功能区及其作用

片段	功能区	重要功能
Fab	V_H+V_L	识别、结合抗原
	C_L+C_{H1}	重要的抗原标志
Fc	C_{H2}	结合补体
	C_{H3}	结合 Fc 受体
	C_{H4}	结合肥大细胞

1.4.3　抗体抗原结合

抗体最显著的生物学特性是能够特异性地与相应的抗原结合，如细菌、病毒、寄生虫、某些药物或者入侵机体的其他异物。Ig 的这种特异性结合抗原的特性是由其 V 区的空间结构决定的。

抗体分子中的两个 V 区(VH/Vλ 或 VH/Vκ)共同形成抗体的可变区，提供抗原特异性结合位点(图 1-4)。尽管单个 V 区有时也能结合抗原，但当轻重链协同作用时，能够显著提高抗原和抗体间特异性结合的能力。抗体分子有单体、双体和五聚体 3 种类型。一个抗原结合位点只与一个抗原决定簇结合，即一个抗原结合价。一个完整的 IgG、IgD、IgE 及血清型 IgA 分子为单体，有两个抗原结合点，表现为二价。分泌型 IgA 为二聚体，有 4 个抗原结合位点，表现为四价。IgM 由五聚体组成，由于空间位阻作用，一般具有 5 个抗原结合位点结合抗原。

1.4.4 补体激活

补体是机体防御系统的组成成分，拥有抗细菌感染的重要功能，激活补体的途径主要有经典途径(classical pathway)、凝集素途径(lectin pathway)和旁路途径(alternative pathway)3 条。其中一些细菌、多聚蛋白等可以激活凝集素途径和旁路途径，而经典途径则由抗原抗体复合物激活，是机体通过免疫反应抵御感染的重要机制。抗体分子中 IgG_1、IgG_2、IgG_3 和 IgM 与抗原结合形成复合物可以通过经典途径有效地激活补体系统，而 IgG_4、IgA 和 IgE 则不能激活补体。

补体激活主要产生以下几个生物学效应：①细胞裂解补体活化后形成的复合物可插入到靶细胞的脂双层膜中，造成细胞膜穿孔，细胞裂解。②促进炎症反应。补体活化过程中产生的许多补体片段可促进炎症反应，它们能够引起血管痉挛、通透性增加并且吸引中性粒细胞和单核巨噬细胞，引起炎症反应。③免疫黏附和调理作用。激活的补体产生的一些片段分子能和中性粒细胞、单核巨噬细胞等细胞的膜表面补体受体(complement receptor，CR)结合，促进吞噬细胞的吞噬功能，称为调理作用(opsonnization)。补体激活后的抗原抗体复合物可以黏附到其他含有补体受体的细胞，从而形成较大的颗粒以促进吞噬作用，称为免疫黏附(immune adhesion)。调理作用和免疫黏附作用能够在很大程度上促进病原微生物和免疫复合物的清除。

1.4.5 Fc受体介导的效应功能

抗体可以通过中和毒素的毒性和抑制病毒对宿主细胞的感染从而为机体提供保护作用，但大部分情况下是通过Fc段介导的抗体效应而消除外来抗原达到保护机体的目的，如促进细胞吞噬作用，引起炎症反应及造成靶细胞的杀伤等。补体激活和Fc段与细胞膜表面受体的相互作用是抗体效应功能的两种主要机制。

许多免疫细胞的表面表达可结合抗体 Fc 段的受体(Fc receptor，FcR)，通过FcR的介导，这些免疫细胞执行多种效应功能。FcR 介导的生物学效应功能主要有以下几个方面：①介导吞噬功能；②发挥抗体依赖的细胞介导的细胞毒性效应(antibody dependent cell mediated cytoxicity，ADCC)；③激发细胞代谢的变化和生物活性物质的释放；④介导转运功能。

1.5 抗体技术的应用

多克隆抗体由于自身特性的限制，其应用并不广泛。近年来，单克隆抗体及基因工程抗体得到了快速的发展，并已迅速应用于包括医学在内的诸多领域。

1.5.1 免疫检测试剂盒

单克隆抗体以其纯度高、特异性强等优点被用作医学诊断试剂，广泛应用于免疫印迹法(Western blot assay，WBA)、免疫组织化学(immunohistochemistry，IHC)、免疫沉淀反应(immunoprecipitation，IP)、酶联免疫吸附试验(enzyme-linked immunosorbent assay，ELISA)等各生物领域。

酶联免疫吸附试验(ELISA)是当前应用较为广泛的一项定性定量检测抗原和抗体的免疫酶技术。ELISA 技术操作方便、特异性强、灵敏性高、所需设备简单、反应结果可以用肉眼直接观察等，能够作为多种抗体抗原或者半抗原定性定量检测，成为生物学和免疫学的常规测定方法之一。免疫组织化学(IHC)用于检测和识别蛋白质在组织中的定位，同时能够保留组织、细胞等，以及可用于抗原表位的形态研究等。

1.5.2 免疫胶体金

免疫胶体金标记技术(immune colloidalgold labelling technique)是利用胶体金(colloidalgold)作为示踪标志物的抗原抗体反应，是一种新型免疫标记技术。由于免疫胶体金技术具有快速、灵敏、无需特殊检测仪器等优点，已广泛应用于电镜、免疫印迹、流式细胞计数器和体外诊断试剂等领域。同时胶体金标记技术还可用于细菌、病毒、半抗原(真菌毒素、海洋毒素等)及体内生物活性物质、激素等小分子物质的检测，如黄曲霉毒素、伏马毒素、河豚毒素等。

1.5.3 免疫成像技术

免疫成像技术是指放射性免疫成像技术。它是将放射性标记物与针对某一组织特异性抗原的单克隆抗体连接，注入患者体内后，可自行到达相应组织部位，进行放射免疫显像，协助肿瘤的诊断。将针对某一肿瘤抗原的单克隆抗体与放疗物质或化疗药物连接，利用单克隆抗体的导向作用，将放疗物质或化学药物运送至靶器官，直接杀伤癌细胞，被称为肿瘤靶向治疗。这种单抗药物也被称为“生物导弹”。

1.5.4 医学诊断

应用单克隆抗体制作的商品化试剂盒广泛应用于肿瘤抗原的检测、免疫细胞及其亚群的检测、病原微生物的检测、细胞因子的测定等。目前，单克隆抗体已经在癌症、自身免疫病、心血管疾病、神经系统疾病、感染性疾病等的诊断和治疗都得到了一定程度的应用。

1.5.5 肿瘤治疗

抗体可直接用于肿瘤治疗。临床使用的化学抗癌药物很多是针对血管内皮细胞生长因子，在化疗时大多伴随严重的副作用。研究人员开发了针对肿瘤内血管生长因子的抗体，研究结果发现，作为抗肿瘤药物，它的副作用较小。这种抗体既可和已发现的抗体共同对抗肿瘤，又能抑制对现有药物产生抗药性的肿瘤的生长和转移，取得了良好的治疗效果。

1.6 抗体技术的发展趋势

由于抗体自身多方面的优势，抗体技术将会在疾病诊断治疗、微量物质检验、生命科学研究等诸多方面发挥越来越重要的作用，其发展趋势如图 1-5 所示。

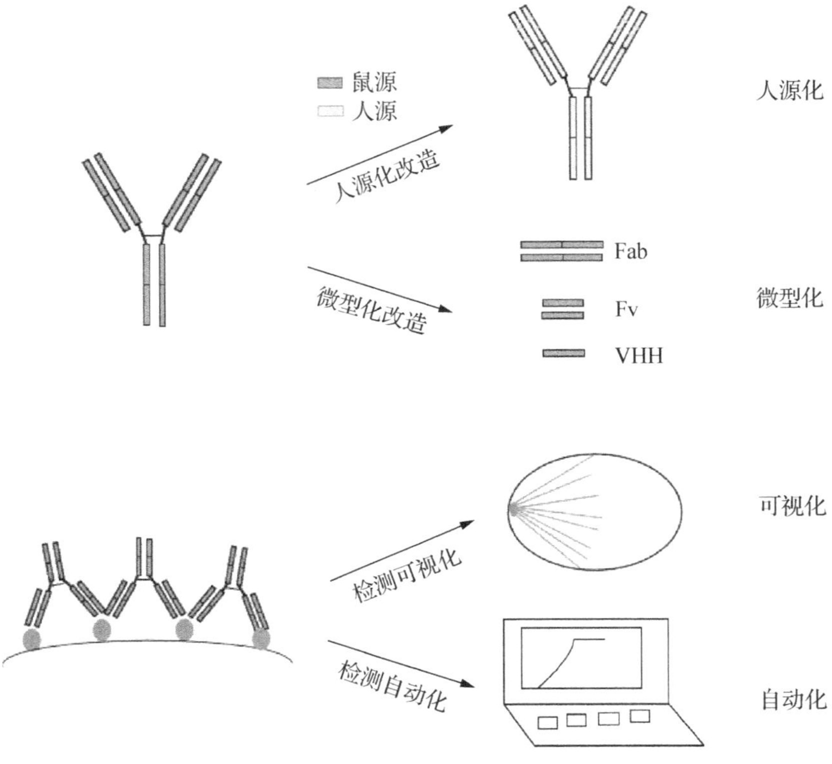

图 1-5 抗体技术发展趋势示意图

1.6.1 抗体药物的人源化

20 世纪，人类发明了疫苗因此相继战胜了天花等重大传染性疾病。当代，人类正面临癌症、艾滋病及其他自身免疫疾病等医学领域的难题，抗体技术的创新为这些顽疾提供了治疗的希望。

瑞士科学家利用人源化抗体有效地抑制了人类免疫缺陷病毒的复制。常见的艾滋病治疗手段依赖抗逆转录病毒类药物，但这类药物副作用较大。近年来，研究人员试图利用人体自身能发现和破坏感染的抗体来治疗艾滋病。研究者利用 3 种抗体，分别在实验室和动物模型研究中控制了人类免疫缺陷病毒的复制。随后，又将这 3 种抗体用于刚刚停止抗逆转录病毒药物治疗的患者的临床治疗中。结果表明，在注入这 3 种抗体的两个月后，患者血液中的病毒含量仍维持在一个相对较低的水平，而没有注入的患者血液中病毒含量很快就达到了未治疗前的同一水平。这种病毒复制的延迟说明了此种免疫蛋白具有抗击人类免疫缺陷病毒的能力。

应用抗体技术生产的抗体药物具有导向性强、副作用小、半衰期长等优势，在不久的将来有可能取代化学药物的主流地位。然而鼠源单抗药物具有引起人体排异反应、半衰期短、不能引发机体效应功能等缺陷。人源化抗体和全人抗体的出现为解决上述问题提供了有效的方法。抗体人源化方案仍在不断发展和完善之中，以期在提高抗体亲和力、降低抗体异源性的同时保留抗体的免疫活化作用，为新药的开发和一些顽固疾病的治疗开辟了新的路径。

1.6.2　抗体药物的微型化

抗体药物由于分子量大、抗原性强的问题阻碍了其在医药领域的广泛应用。1993 年，比利时科学家发现在骆驼血液中存在没有轻链的重链抗体，其能够像普通抗体一样与抗原分子特异结合，并且拥有良好的可溶性，因此重链抗体的研究也得到快速的发展。进一步的研究发现，利用重链抗体的可变区制备的纳米抗体依然能够与抗原特异性结合，并大大降低了抗体的抗原性。实践表明，只要对纳米抗体的部分氨基酸进行改造，就能实现抗体的人源化改造，为抗体的可溶性表达与微型化改造奠定理论基础。尽管抗体的微型化趋势使得抗体的稳定性受到影响，半衰期变得更短，但是延长微型化抗体半衰期的研究进展迅速。例如，科学家发现，纳米抗体的聚乙二醇化修饰可以明显延长抗体的半衰期。总体来说，抗体的微型化对抗体药物的发展具有重要意义。

因此，众多医药公司纷纷投入纳米抗体的研究，许多纳米抗体药物已经进入临床研究阶段，相信不久的将来会有更多有效的纳米抗体药物进入我们的视野。

1.6.3 免疫检测的可视化

生命科学中的功能分子和复合物由于体积微小，很难被清楚地观察到，而生物学事件的发生过程时常是转瞬即逝，被记录下来具有相当的难度。尽管光学显微镜技术在不断进步，但是将生命过程的发生以清晰的可视化形式展示出来一直是科学家们努力的方向。

基于荧光技术和显微镜理论的发展，将荧光物质与抗体先偶联起来，利用抗体与抗原物质特异性结合的特性，可以追踪抗原物质在生物学事件中的角色，然后利用超分辨率显微镜在纳米级水平上观察记录生命科学事件的过程。

因此，利用抗体技术和显微镜技术的结合，达到免疫检测的可视化，是抗体技术未来发展的重要趋势之一；同时，检测的可视化必将使科学研究进入一个更加广阔的研究领域，使人们更全面地了解生命科学过程。

1.6.4 免疫检测的自动化

生物传感器是根据某些生物活性物质具有选择性识别的原理制成的，是一种以固定化的酶、抗原、抗体、细胞器等作为敏感元件的传感器。免疫传感器把抗原或抗体固定在固相支持物表面，将特异性免疫反应与高灵敏度的传感技术结合起来，监测抗原-抗体反应，从而来检测样品中的抗体或抗原。免疫传感器不但能达到定量检测的效果，而且通过传感与换能同步进行，实现了实时监测，促使免疫诊断方法向定量化、自动化方向发展。

总之，抗体药物的人源化、微型化和抗体检测的可视化及自动化是抗体技术发展的现实要求和重要趋势，而这些相关技术的发展和创新又将进一步推动抗体技术的广泛应用。

第2章　抗 原 制 备

抗原(antigen)是指一类能够诱导机体免疫系统产生反应，并且能够与机体免疫应答产物发生反应的物质。免疫原性和抗原性是抗原的两种最基本的性质。免疫原性是引起体液和细胞免疫应答的能力；抗原性是指机体产生的免疫应答物质与抗原特异结合的能力。

抗原具有异物性、大分子性和特异性。异物性是指进入机体组织内的抗原物质，必须与该机体组织细胞的成分不相同。抗原一般是进入机体内的外来物质，如细菌、病毒、花粉等；也可以是不同物种间的物质，同种异体间的物质也可以成为抗原，如血型、移植免疫等；自体内的某些隔绝成分也可以成为抗原，如眼睛水晶体蛋白质、精细胞、甲状腺球蛋白等。大分子性是指构成抗原的物质通常是相对分子质量大于 10 000 的大分子物质，分子量越大，抗原性越强。大分子物质能够较长时间停留在机体内，有足够的时间和免疫细胞接触，引起免疫细胞做出反应。特异性是指一种抗原只能与相应的抗体或效应 T 细胞发生特异性结合。抗原的特异性是由分子表面的特定化学基团决定的，这些化学基团被称为抗原决定簇。抗原以抗原决定簇与相应淋巴细胞的抗原受体结合而激活淋巴细胞引起免疫应答。

2.1 完全抗原的制备

抗原是多种多样且千差万别的。就其化学成分而言，有蛋白质抗原、类脂抗原、多糖类抗原、核酸抗原等。就抗原性而言，有完全抗原和不完全抗原。同时具有免疫原性和抗原性的物质被称为完全抗原。具有免疫原性的分子都具有抗原性，但是具备抗原性的物质不一定有免疫原性，这类物质被称为不完全抗原，多为简单的小分子物质。

2.1.1 颗粒性抗原的制备

颗粒性抗原主要包括细胞抗原和细菌抗原。最普遍的细胞抗原为绵羊红细胞（sheep red blood cell，SRBC）。这种抗原制备方法比较简便：收集新鲜绵羊红细胞，以 0.9%的生理盐水反复离心、洗涤，最后配置成 10^6 个/mL 浓度的细胞溶液，即可使用。细菌抗原较多应用液体或固体培养物处理，如菌体抗原（O 抗原）需要 100℃加温后方可使用，选用经鉴定合格、抗原性完整的标准菌株，接种于琼脂斜面培养基，置于恒温箱 37℃培养 24h；用适量生理盐水洗刮下菌苔，移入含有无菌玻璃珠的三角瓶中，充分摇动混匀菌体；100℃水浴 2～2.5 h 杀菌并破坏鞭毛抗原（H 抗原）。将处理过的菌液检测有无活菌存在，合格后用生理盐水稀释成每毫升 8 亿～10 亿菌，加入石炭酸至终浓度为 5%，即为 O 抗原。H 抗原则需要 0.3%～0.5%甲醛处理，H 菌液的制备：将合格的伤寒杆菌 H 菌株接种于普通琼脂的克氏瓶或大试管内 37℃孵育 18～24 h。肉眼观察有无杂菌生长，必要时做镜检。用无菌甲醛生理盐水洗下菌苔，将洗下液体装入无菌试管内，置于37℃恒温箱18～24 h杀菌并得到原液。将菌液接种于肉汤及琼脂培养基培养4天，无活菌生长者才可使用。而表面抗原（Vi 抗原）则应在灭菌后加0.5%～1%氯化钙溶液处理。有些细胞膜成分经破碎后亦可制成颗粒性抗原。颗粒性抗原悬液通常呈乳浊状，习惯采用静脉注射法，较少采用佐剂做皮下注射。

2.1.2 可溶性抗原的制备

除完整的细胞可作为抗原外，细胞内存在的众多不同分子量的物质也具有全抗原或者半抗原的性质，有时需要从中提取、分离和纯化某种抗原物质，以供研究用。

1. 蛋白质抗原的制备

蛋白质、糖蛋白、脂蛋白、细菌毒素及酶等皆为良好的蛋白质抗原。其中有相当部分来源于组织和细胞，成分复杂，免疫前需进行纯化。制备这类免疫抗原时，首先需要将组织和细胞破碎，然后再从匀浆中提取目的蛋白抗原，提纯的抗原纯度需经鉴定后方能用作免疫原。

（1）组织匀浆的制备

用于制备抗原的材料必须是新鲜的或低温保存的，或得到材料后应及时清除脂肪组织和结缔组织，内脏器官还应反复冲洗干净。将洗净的组织器官在冰浴中剪成若干小块，然后加入适量0.9%生理盐水，装入捣碎机筒内经5000 r/min离心10～20 min后制成组织匀浆。静置片刻，上清液即可用作提取可溶性抗原的材料。上清液在提取前还必须进一步离心以去除细胞碎片及微小的组织。

(2)细胞破碎

提取细胞的可溶性抗原，首先需破碎细胞。根据不同类型细胞，选择破碎的方法和条件亦有所不同。常用的细胞破碎方法有酶处理法、冻融法、超声破碎法、表面活性剂处理法等。

(3)蛋白质的提纯

不同蛋白质分子的质量、结构和理化性质往往千差万别，因此实验室应根据蛋白质特有的性质采用针对性的方法进行分离纯化。常见的有超速离心、选择性沉淀、凝胶层析、离子交换层析、亲和层析等。

2. 核酸抗原的制备

核酸分子具有免疫原性，可用于免疫制备抗体。核酸主要包括核糖核酸和脱氧核糖核酸两种。提取核酸的步骤主要是先破碎细胞，从细胞中游离出核酸，再用酚和氯仿抽提(去除蛋白质)，最后用乙醇沉淀核酸。

3. 多糖抗原的制备

脂多糖(lipopolysaccharide，LPS)是革兰氏阴性细菌细胞壁最外层的一层较厚的类脂多糖物质，有多种生物学效应。通常采用苯酚法提取 LPS。具体做法是：在水中混匀干燥的菌体，加热至65～68℃，再加入等体积预热的苯酚混匀，加热 5 min 后立即用冰水急剧冷却至 10℃以下，5000 r/min 离心 20～30 min，使其分层，LPS 溶于水层，而菌体残渣位于酚层底部。水层经透析、浓缩、超速离心后，脂多糖位于上层沉淀的透明胶状部分，取出悬于水中，再进行离心，即可获得纯化的脂多糖样品。

4. 免疫球蛋白片段的抗原的制备

免疫球蛋白是蛋白质，故也具有抗原性，可用于免疫动物制备相应的抗体。若将这些免疫球蛋白分解成小片段(如 Fc 段、Fab 段)作为抗原制备抗血清，则可以获得特异性较好的抗体。免疫球蛋白亚单位之间以非共价键连接起来，这些键作用力比较弱，可经强变性剂(如盐酸胍)将其断开。二硫键是连接免疫球蛋白肽链的共价键，通常采用氧化法或还原法将其断开，从而分开重链与轻链。酶解有极好的专一性，不同的片段可用不同的酶裂解。

2.2 小分子抗原的制备

多肽、甾体激素、脂肪胺、核苷等小分子物质仅能与相应的抗体发生特异性结合反应，而它们自己并不是免疫原，不能诱导产生抗体。只有将这种半抗原与蛋白质或者其他高聚物结合后才能刺激机体产生抗体。结合的方法有物理法和化学法。化学法是利用功能团将半抗原交联在载体上。

2.2.1 载体选择

蛋白质是空间结构复杂的大分子物质，是一种良好的载体。载体应具备一定的容量，可以偶联足够的分子；载体还应该是惰性的，不应干扰偶联分子的功能；载体还应具有足够的稳定性，且应该是廉价易得的。常用的载体蛋白质有牛血清白蛋白(BSA)、卵清蛋白(OA)、钥孔血蓝蛋白(KLH)、人血清白蛋白(HSA)及人工合成的多聚赖氨酸(PLL)等。这些蛋白质分子中的 α 和 ε 氨基(等电点 8 和 10)、苯酚基、巯基(等电点为 9)、咪唑基(等电点为 7)、羧基(等电点 2～4，大部分来自天冬氨酸或谷氨酸的 β 和 γ 羧基)等在等电点 pH 条件下，一部分成为质子，另一部分未质子化的亲核基团则具有反应活性，可与半抗原中的对应基团结合。当然，这些基团的反应性也取决于蛋白质各种氨基酸残基的微环境。牛血清白蛋白(BSA)和人血清白蛋白(HAS)分子中含有大量的赖氨酸，故有许多自由氨基存在，且在不同 pH 和离子强度下能保持较大的溶解度。此外，这些蛋白质在用有机溶剂(如吡啶、二甲基甲酰胺)溶解时，其活性基团仍呈可溶状态，因此，这两种蛋白质是最常用的载体蛋白质，其中以牛血清白蛋白(BSA)最为常用。蛋白质和半抗原的结合是通过游离的氨基、羧基、酚基、巯基和胍基等活性基团的缩合而结合。

多肽类聚合物是人工合成的多肽聚合物，常用的是多聚赖氨酸。这种多聚合物和半抗原结合后，可以诱发机体产生高滴度、高亲和力的抗体。多聚赖氨酸的分子量可以达到十几万到几十万，是良好的载体。

还有其他物质，如咯烷酮、羧甲基纤维素和活性炭等皆可与半抗原结合，加入弗氏佐剂可以诱导机体产生良好的抗体。

2.2.2　有羧基和氨基的半抗原的偶联

半抗原和载体连接的方法在实验室一般皆可完成，但反应条件须严格控制，以防止半抗原失去活性或者载体严重变性。

1. 碳二亚胺法

碳二亚胺是一种化学性质非常活泼的双功能试剂，常用的水溶性碳二亚胺化学名为1-乙基-3-二甲氨基-碳二亚胺盐酸盐。它可与半抗原的羧基或者氨基结合。此方法十分简便，只需将载体蛋白和抗原按一定比例混合在适当的溶液中，然后加入水溶性碳二亚胺，搅拌2 h，静置室温反应24 h，再经过透析即可。

2. 氯甲酸异丁酯法

该法又被称为混合酸酐法，利用半抗原上的羧基和载体蛋白上的氨基以肽键相连接，方法简便，多用于类固醇抗原的制备。

3. 戊二醛法

戊二醛法也是常用的双功能交联剂，它借助两端的醛基分别与载体和半抗原的氨基以共价键连接。

下面以本实验室成功制备的伏马菌素B1偶联物为例进行介绍：准确称取1 mg的钥孔血蓝蛋白(KLH)溶于14 mL的0.2%的戊二醛(glutaraldehyde, GA)溶液中，置于4℃条件下，反应16 h，使得戊二醛与KLH充分反应。同时取0.4 mg的伏马菌素B1(FB1)，与上述溶液混合，再次将溶液置于4℃条件下，反应16 h，使戊二醛-KLH与FB1充分反应。加入200 μL的Tris-HCl溶液与剩余的戊二醛反应15 min，之后将溶液放入透析袋中，并置于磷酸盐缓冲液中透析36 h(常更换新的缓冲液)。透析完毕，取出溶液分装于1.5 mL的EP管中，置于–20℃备用。

2.2.3　无羧基和氨基的半抗原的偶联

某些类固醇、药物和小分子毒素需要加以适当的改造，使其转变为带有羧基或氨基的衍生物，才能和载体连接。

1. 琥珀酸酐法

琥珀酸酐是琥珀酸的脱水产物，遇水又可恢复。如果将带有羟基的半抗原化合物和琥珀酸酐在无水的吡啶中反应，就可以得到带有羧基的半抗原琥珀酸的衍生物，再经过碳二亚胺法或者氯甲酸异丁酯法制备载体抗原。下面以本实验室成功制备的短裸甲藻毒素 1(BTX-1)偶联物为例进行解释。短裸甲藻毒素 1 的结构如图 2-1 所示。

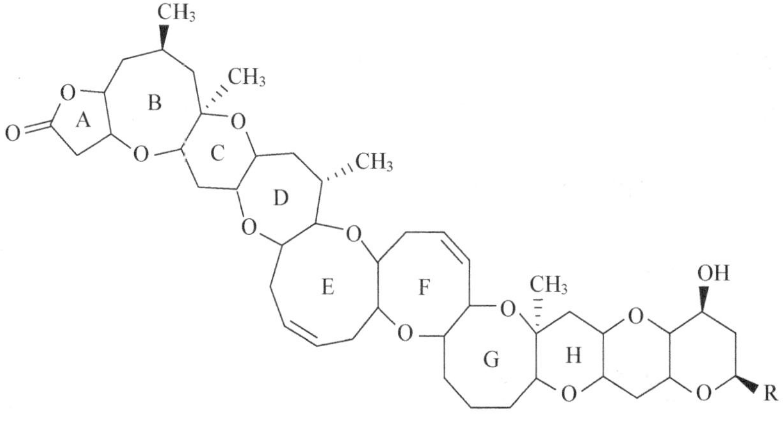

图 2-1　短裸甲藻毒素 1 的结构图

短裸甲藻毒素 1 与载体蛋白的偶联原理如图 2-2 所示，具体过程如下：将 1 mg BTX-1 的晶体粉末标准品溶解于 1 mL 的有机溶剂 DMF 中，加入 0.3 mg 的琥珀酸酐和 0.5 mL 的无水吡啶于 65℃中避光反应 6 h。反应完成后用旋转蒸发仪把无水吡啶和

DMF 蒸干，再加入 1 mL 的 DMF 把晶体粉末溶解。向溶液中加入 100 μL 的三正丁胺和 70 μL 的氯甲酸异丁酯，调节溶液到 pH8.0，然后在室温下反应 30 min。加入 1 mL 浓度为 10 mg/mL 的 OVA 室温下反应 5 h。将反应后的溶液吸取到预处理过的透析袋中，将透析袋放到 0.01 mol/L 的磷酸盐缓冲液中透析 72 h，期间每隔 24 h 至少换一次缓冲液。将透析完的溶液分装到 1.5 mL EP 管中放置–20℃保存。

$$\text{BTX-1—OH} \xrightarrow[\text{无水吡啶}]{\text{HS}} \text{BTX-1—COOH+Pro—NH}_2 \xrightarrow[\text{氯甲酸异丁酯}]{\text{三正丁胺}} \text{BTX-1—CONH—Pro}$$

图 2-2　短裸甲藻毒素 1 与载体蛋白的偶联原理图

2. *O*-(羧甲基)羟胺法

带有酮基的半抗原与 *O*-(羧甲基)羟胺反应，转变为带有羧基的半抗原衍生物，再经碳二亚胺法制备载体半抗原。

3. 一氯醋酸钠法

带有酚基的半抗原，可用一氯醋酸钠法，生成带有羧基的半抗原衍生物。

4. 对氨基苯甲酸法

先将对氨基苯甲酸和亚硝酸钠反应，反应产物再作用于带有酚基的半抗原，获得带有羧基的半抗原衍生物。

2.3　超　抗　原

超抗原(supper antigen，Sag)是一类由细菌外毒素和逆转录病毒蛋白构成的抗原性物质。它们能与多数 T 细胞结合并为 T 细胞活化提供信号。而上述的普通抗原只能与少数对应 T 细胞结合并使之活化。因此称这种能与多数 T 细胞结合的抗原为超抗原。

2.3.1　超抗原的种类

(1) 内源性超抗原(病毒性)：20 世纪 70 年代初，Festenstein 发现在主要组织相容复合体(MHC)相同，而 MHC 以外基因区不同的纯系鼠间进行淋巴细胞混合培养时，可引起很强的 T 细胞增殖反应，将刺激这种增殖反应的抗原称为次要淋巴细胞刺激抗原(Mlsag)。

(2) 外源性超抗原(细菌性)：由细菌性外毒素组成，主要由革兰氏阳性细菌产生。例如，金黄色葡萄球菌产生的肠毒素(staphylococcus enterotoxin，SE)及链球菌产生的致热外毒素等。

2.3.2　超抗原的生物学意义

超抗原与 T 细胞的耐受诱导实验证明，在胸腺内分化发育的 T 细胞如与超抗原结合，可诱发程序性细胞死亡，导致克隆排除。用抗 Vβ 单克隆抗体在周围血中检测不出带有特殊 Vβ 受体的 T 细胞，为 T 细胞耐受诱导机制的研究提供了有力的实验模式。

超抗原与葡萄球菌感染所产生的外毒素主要是可溶性蛋白分子，近年来的研究证明，葡萄球菌外毒素对靶细胞并无直接毒性作用，而是通过活化多数 T 细胞所释放的大量细胞因子产生的生物学效应引起毒性休克综合征等临床征状。一些疾病，如原因不明的川畸病、风湿性关节等疾病，发现与某些 Vβ 阳性 T 细胞的增殖相关。周围组织中存在的自身反应性 T 细胞克隆可被外源性超抗原激活而引发自身免疫病。也有学者认为 HIV 引发的人类艾滋病，其发病学与其超抗原相关。

2.4 抗原的鉴定

鉴定抗原的方法很多，通常用的有聚丙烯酰胺凝胶电泳法、结晶法、免疫电泳法及免疫双扩散法等。事实上，单靠一种方法还无法充分验证，只有几种方法联合使用才更具有说服力。

2.4.1 SDS-聚丙烯酰胺凝胶电泳

SDS-聚丙烯酰胺凝胶电泳经常应用于纯化过程中纯度的检测，纯化的蛋白质通常在 SDS 电泳上应只有一条带，但如果蛋白质是由不同的亚基组成的，它在电泳中可能会形成分别对应于各个亚基的几条带。SDS-聚丙烯酰胺凝胶电泳具有较高的灵敏度，一般只需要不到微克量级的蛋白质，而且通过电泳还可以同时得到关于分子量的信息，这些信息对于了解未知蛋白及设计提纯过程都是非常重要的。

2.4.2 双向免疫扩散试验

双向免疫扩散试验(double immunodiffusion test)是一种分析鉴定抗原、抗体纯度和抗原特异性的试验，即抗原和抗体分子在凝胶板上扩散，二者相遇并达到最适比例时形成沉淀线。如果所加抗原和抗体标本中分别含有若干与血清学反应无关的抗原抗体，则因各种抗原的扩散系数和各对抗原抗体间的最适比例不同，以及抗原抗体复合物所形成的沉淀线具有选择性渗透屏障作用，扩散后可以形成若干条沉淀线，一条沉淀线代表一对抗原抗体。因此，通过双向免疫扩散试验，用已知抗体(或抗原)检测未知抗原(或抗体)，可鉴定抗原性物质或免疫血清的浓度、纯度及比较抗原之间的异同点。

2.4.3 免疫电泳

免疫电泳法是指利用凝胶电泳与双向免疫扩散两种技术结合的实验方法。在电场作用下标本中各组分因电泳迁移率不同而分成区带，然后沿电泳平行方向将凝胶挖一沟槽，将抗体加入沟槽内，使抗原与抗体相互扩散而形成沉淀线。根据沉淀线的数量、位置及形状，以分析标本中所含组分的性质，本方法常用于抗原分析及免疫性疾病的诊断。此法在微量的基础上具有分辨率高、灵敏度高、时间短，是很理想的分离和鉴定蛋白质混合物的方法，常用于抗原、抗体定性及纯度的测定。取已溶化的1%琼脂倾注于玻片上制成琼脂板。冷却凝固后，按照模板于挖槽线上下两侧各打孔一个，并分别用微量加样器加入待检血清及人IgG各15 μL。

2.5 小分子半抗原偶联物的鉴定

小分子半抗原与载体蛋白偶联后，需要经过验证鉴定是否成功形成完全抗原。目前常用的鉴定方法有琼脂糖凝胶电泳、紫外扫描图谱、红外谱图及酶联免疫吸附法(enzyme-linked immunosorbent assay，ELISA)。

2.5.1 琼脂糖凝胶电泳法

以短裸甲藻毒素 1(BTX-1)偶联载体蛋白 BSA 为例进行介绍：配置 1×TAE 缓冲液，再以 TAE 配置浓度 0.8%的琼脂糖凝胶。偶联物 BTX-1-BSA 及 BSA 载体蛋白分别取 20 μL 与 10 μL 的上样缓冲液均匀混合，然后将样品进行凝胶电泳检测。仪器设定为电压 55 V，时间 35 min。电泳结束后，取出凝胶块，将其放入考马斯亮蓝 R-250 染色液中染色 4 h，之后回收染色液并将凝胶块放到脱色液中进行脱色，每隔 5 h 更换脱色液直到凝胶上的条带清晰可见。如图 2-3 所示，偶联物 BTX-1-BSA 与蛋白质 BSA 在凝胶上的迁移速度不一样，且偶联物的迁移速度比载体蛋白的迁移速度更快些。

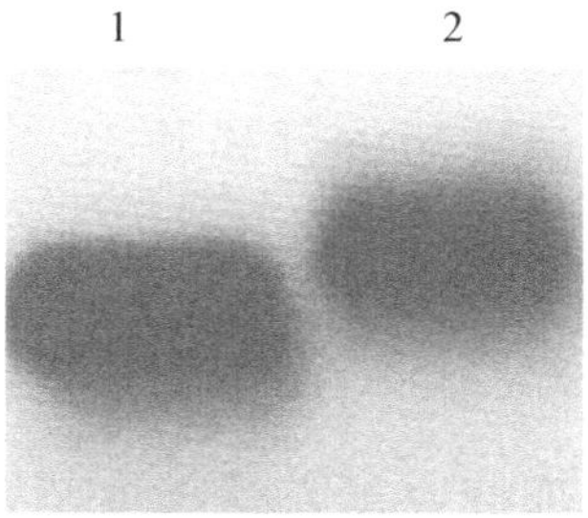

图 2-3 BTX-1 偶联物琼脂糖凝胶分析

1:偶联物 BSA；2: BSA

2.5.2 紫外扫描鉴定

BSA 是典型的大分子蛋白质，紫外扫描条件下，蛋白质在 280 nm 左右具有典型的吸收峰。以黄曲霉毒素 AFB1 为例，AFB1 在 360 nm 左右处具有典型的吸收峰。经过紫外全波段扫描后，可以看出偶联物在 280 nm 和 360 nm 处均具有典型的吸收峰，并且与 280 nm 的蛋白峰和 360 nm 处的毒素分子峰值相比较，偶联产物的峰值向右出现了微小的偏移，说明 AFB1 和载体蛋白 BSA 偶联成功。紫外扫描结果如图 2-4 所示。

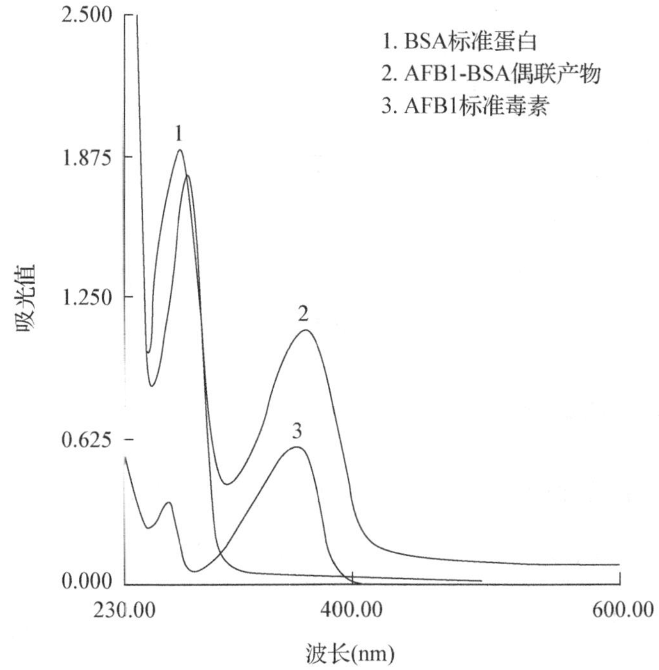

图 2-4 紫外扫描图谱

2.5.3 红外扫描鉴定

以伏马菌素 B1(FB1)的交联产物为例，FB1-BSA 先浓缩冻干后，在傅里叶变换红外光谱仪下的扫描结果如图 2-5 所示，对 FB1-BSA 交联产物红外扫描图谱分析发现，在 860.5 cm^{-1}、949.45 cm^{-1}、1051.09 cm^{-1}、1078.47 cm^{-1}、1165.01 cm^{-1} 位置出现尖峰，且与 BSA 蛋白相比峰值明显。

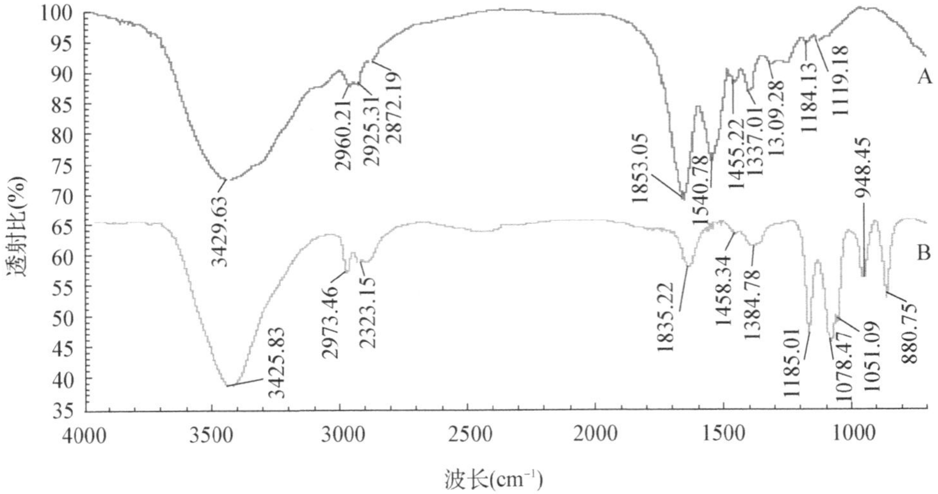

图 2-5　伏马毒素 B1 偶联物红外扫描

A. BSA 蛋白；B. FB1-BSA 交联产物

2.5.4　酶联免疫吸附法

通过间接酶联免疫吸附法来测定小鼠的血清效价，验证半抗原与蛋白质偶联是否成功。以免疫偶联产物 BTX-1-OVA 免疫的小鼠血清做间接 ELISA 测定效价为例，具体步骤如下：将 BTX-1-BSA、BSA、OVA、BTX-1-OVA 完全抗原分别用包被缓冲液稀释到 10 μg/mL，加到酶标孔中(每孔 200 μL)，放在 37℃恒温箱孵育 2 h。倒掉板中溶液，酶标孔用 PBS 清洗 3 次，之后每孔加入 200 μL PBSM，置于 37℃恒温箱孵育 2 h。倒掉板中溶液后用 PBS 清洗 3 次，每孔加入经过 1000 倍 PBS 稀释过的血清 100 μL，置于 37℃恒温箱孵育 1 h。倒掉板中溶液，用 PBST 清洗 3 次，再用 PSB 清洗 3 次，然后每孔加入用 PBSM 进行 8000 倍稀释的 HRP-羊抗鼠抗体 100 μL，将酶标孔置于 37℃恒温箱孵育 1 h。

倒掉板中溶液后用 PBST 清洗 3 次，再用 PSB 清洗 3 次，然后每孔加入现配的 TMB 溶液 100 μL，并将其置于 37℃恒温箱孵育 10 min。最后在酶标孔中各添加 50 μL 浓度为 2 mol/L 的硫酸溶液进行终止反应。酶标仪测定 450 nm 波长下的 OD 值，结果如图 2-6 所示。小鼠体内产生抗 OVA 的抗体，也有产生抗 BTX-1 的抗体，说明 BTX-1 成功偶联到了载体蛋白上，偶联物可以继续用于后续的实验。

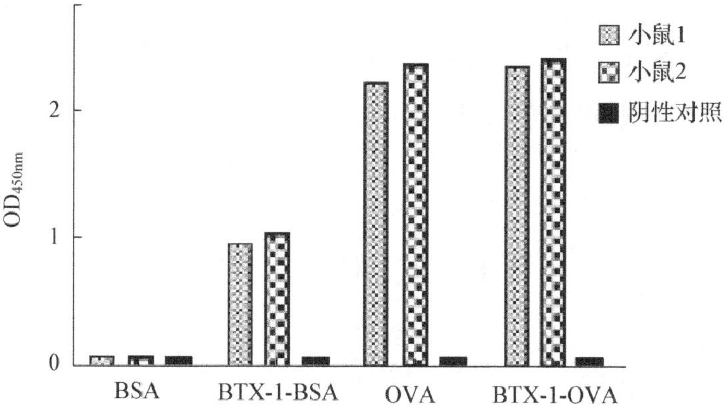

图 2-6　血清效价验证偶联物

第3章　动物免疫与多克隆抗体制备

抗体制备一般通过动物免疫获得，可作为免疫的动物主要是哺乳类和禽类，常用的有家兔、绵羊、豚鼠、马、鸡等，实验动物的选择对实验的成功与否起着至关重要的因素。同时免疫的剂量、免疫的途径、免疫佐剂的选择对获得满意的免疫效果都至关重要。获得高效价的免疫血清后要及时采血，并采用合适的方法对抗体进行纯化和对性质进行初步鉴定，对符合要求的血清要及时保存备用。

3.1　动 物 免 疫

动物免疫是获得高效价血清的关键步骤，涉及很多方面，但关键是免疫动物的选择、免疫佐剂的选择、免疫的剂量和途径等。

3.1.1　免疫动物的选择

实验动物是生物医学研究中的重要组成部分，因此选择合适的动物进行免疫极为重要。应综合考虑以下几个因素：第一，根据抗原与免疫动物的种属关系来选择，抗原与免疫动物的种属差异越远越好；第二，根据需要的抗血清的用量来选择，如需大量血清可选择大动物(如牛、马等)，抗体需要量不多时可选用新西兰兔或小鼠即可；第三，根据抗原的性质来选择，对于蛋白质抗原大部分动物皆合适，但是由于某些动物体内自身带有相似的物质或其他原因，这些动物免疫效果极差，如用胰岛素对新西兰兔免疫时，不易出现抗体。用这些物质做抗原有时可以考虑用其他动物(如猴、昆明鼠)做免疫试验。对于来源困难的抗原，且抗体的需求量又少，则可以采用纯系 Balb/c 小鼠制备，如图 3-1 所示。

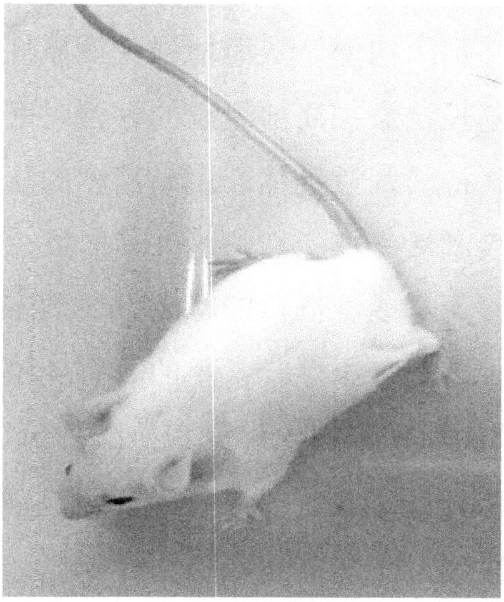

图 3-1　实验室免疫常用的纯系 Balb/c 小鼠

免疫使用的动物最好选择适龄的健康雄性动物，雌性动物特别是妊娠动物用于制备免疫抗体则非常不合适，有时候甚至不产生抗体。由于免疫应答的个别差异，免疫时应选多只条件相同的动物同时进行免疫。目前应用最广泛的是小鼠和大鼠，尤其以小鼠为最佳选择，就品系而言又以 Balb/c 小鼠应用最广。因为如果正常脾细胞供体和骨髓瘤细胞种系越近缘，产生的杂交瘤就会越稳定，而大部分的小鼠骨髓瘤系均从 Balb/c 小鼠诱导出来。Balb/c 系小鼠必须用纯系的，雌雄均可，以 8～12 周龄为宜。

3.1.2 佐剂的选择

为了刺激机体产生较强的免疫应答，可在注射抗原的同时加入一种辅助剂，这种辅助剂被称为佐剂(immunoadjuvant)。作为一种良好的佐剂，必须具备下列条件：第一，增加抗原的表面积，并改变抗原的活性基团构型，从而增强免疫原性；第二，佐剂与抗原的混合能够延长抗原在局部组织的存留时间，使抗原缓慢释放到淋巴系统中，持续刺激机体产生高滴度的抗体；第三，佐剂可以直接或者间接激活免疫活性细胞并使之增生，从而增强免疫功能；第四，具有无毒或者低毒的特点。佐剂本身可以具有免疫原性，也可以不具有免疫原性。常用的具有免疫原性的佐剂有百日咳杆菌、革兰氏阴性杆菌的内毒素和抗酸杆菌(包括结核分枝杆菌和枯草分枝杆菌)等；非抗原性的佐剂有铝乳、磷酸钙、石蜡油、羊毛脂、表面活性剂、藻酸钙和胞壁肽等。

佐剂的作用机制极为复杂。在其注射部位可见到细胞浸润，几天后局部形成肉芽肿。起初反应部位以肉芽组织为主，以后则可见大量巨噬细胞、浆细胞、巨细胞、类上皮细胞，局部淋巴结和脾脏中也可见大量浆细胞。有许多佐剂如内毒素、分枝杆菌、小棒状杆菌和皂素等对细胞膜有活化作用，它们可增加巨噬细胞和淋巴细胞的细胞膜通透性，促进对抗原的有效处理。佐剂一般是乳剂或悬液，当与水溶液抗原混合后形成一种油包水或水包油的乳状颗粒，这种颗粒可延缓抗原的吸收，增加局部刺激作用。

应用最多的是弗氏佐剂，根据其组分可分为弗氏完全佐剂和弗氏不完全佐剂两种。弗氏不完全佐剂由石蜡油和羊毛脂混合组成；弗氏完全佐剂由石蜡油、羊毛脂和卡介苗混合组成。佐剂的配制方法是：按比例将 1 份羊毛脂与 5 份石蜡油置于容器内，用超声波使之混匀，高压灭菌后置于 4℃下保存备用。用时加热融化，冷却至 50℃左右，加抗原进行乳化处理。一般首次注射时用完全佐剂和抗原的比例为 1∶1 进行乳化，第二次及之后注射时用不完全佐剂进行乳化免疫。若不加佐剂，则抗原增大 10～20 倍。由于佐剂是油剂，注射到动物体内时一定要保持乳化状态，因此加入抗原后要充分混合成乳剂。混合的方法有研磨法和注射器混合法。乳化完全与否的鉴定方法是，将一滴乳剂滴入水中，如果立即散开，则未乳化好；如保持完整不散开，呈滴状漂在水面则为乳化完全。乳化过的物质放置一段时间，如出现油水分层也说明未乳化好。

3.1.3　免疫剂量和途径

免疫剂量过少，不能引起足够强的免疫刺激；免疫剂量过多，有可能引起免疫耐受。在一定的范围内，抗体的效价是随着注射剂量的增加而增高。蛋白质抗原的剂量比多糖类抗原多。一般来说，小鼠的首次免疫为 50～400 μg，大鼠为 100～1000 μg，兔为 200～1000 μg。

免疫的剂量与免疫的途径有关。免疫途径包括皮下注射、皮内注射、肌内注射、静脉注射、腹腔注射及淋巴结内注射等。抗原量少，则一般采用加佐剂，淋巴结内、淋巴周围、足掌、皮内、皮下多点注射；抗原量多，则可采用皮下、肌肉或静脉注射。如果要制备高度特异性的抗血清，可选用低剂量抗原短程免疫法；

如需要获得高效价的抗血清，宜采用大剂量长程免疫法。免疫周期长，可采取少次多量。

每次注射的间隔时间应长短适宜，太短起不到再次反应的效果，太长则失去了前一次激发的敏感作用；不带佐剂的皮下或肌内注射，一般为 1～2 周间隔时间，不带佐剂的静脉免疫注射，间隔时间可在 5 天左右；加佐剂的免疫间隔时间应在 2～3 周较为合适。

3.1.4 可溶性抗原的免疫方案

可溶性抗原其免疫原性较弱，一般要加佐剂，如果是半抗原还应先制备完全抗原，再加佐剂，常见的免疫方案如下：

初次免疫　10～100 μg 抗原加弗氏完全佐剂，皮下多点注射

↓3 周后

第二次免疫　10～100 μg 抗原加弗氏不完全佐剂，皮下多点注射

↓3 周后

第三次免疫　10～100 μg 抗原不加佐剂，皮下多点注射，5 天后采血测效价

↓2～3 周后

加强免疫　抗原剂量 200～500 μg 为宜，腹腔或静脉内注射

↓3 天后

取脾细胞融合

目前用于可溶性抗原的免疫方案在不断改进。例如：①将可溶性抗原颗粒化或固相化，一方面加强了抗原的免疫原性，另一

方面可节省抗原用量；②采用新的抗原注入途径，基础免疫可直接采用脾内注射；③使用细胞因子作为佐剂，提高机体的免疫应答水平，增强免疫细胞对抗原的反应性。

3.1.5 颗粒性抗原的免疫方案

颗粒性抗原免疫性强，如淋巴细胞、肿瘤细胞、细菌等作为抗原，不加佐剂就可获得很好的免疫效果。以细胞性抗原为例，免疫时要求抗原量为 $1.0\times10^6\sim2.0\times10^7$ 个细胞，免疫方案如下：

初次免疫　　1.0×10^7 个/0.5 mL 腹腔内注射

↓3 周后

再次免疫　　1.0×10^7 个/0.5 mL 腹腔内注射

↓3 周后

加强免疫　　1.0×10^7 个/0.5 mL 腹腔或静脉内注射

↓3 天后

取脾细胞融合

3.2 血清采集

小鼠血清采集主要有少量取血、中等量取血和大量采血 3 类，分述如下。

3.2.1 少量取血

少量取血一般采用鼠尾采血法，具体做法是：固定动物并露出鼠尾，将尾部浸入 45～50℃温水中数分钟，使静脉充血、擦干，再用酒精棉球擦拭消毒。剪掉尾尖 0.2～0.3 cm。拭去第一滴血，然后用毛细管定量吸取尾血。采血完毕用棉球压迫止血。如图 3-2 所示，为小鼠尾部取血图。

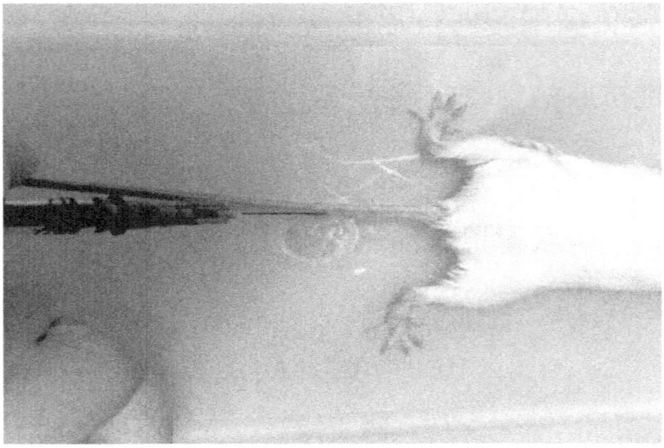

图 3-2　小鼠尾部采血

3.2.2　中等量取血

中等量取血一般采用眼眶静脉丛采血，具体做法是：左手拇指及食指紧紧握住小鼠颈部，压迫颈部两侧使眶后静脉充血，但用力要恰当，防止动物窒息死亡。右手持玻璃毛细管从右眼或左眼内侧部以 45°刺入，刺入深度为 2～3 mm；若遇阻力，稍后调整角度后再刺入。如穿刺恰当，血液能自然流入毛细管内。得到血液后，即除去颈部压力，拔出毛细管，用干棉球压迫止血。

3.2.3　大量采血

大量采血一般采用断头采血，用于动物实验结束后。具体做法是：左手握住小鼠，右手持剪刀，快速剪掉头颈部，倒立动物让血液滴入容器。注意防止断毛落入。

3.3　免疫效价检测

在免疫期间，不仅各种不同的动物，而且同一动物在不同的时间内抗血清效价、特异性等都可能发生变化，因而必须经常采血测试。只有在对抗血清的效价、特异性等方面做彻底的评估后，才可以使用所取得的抗血清。常用的免疫效价检测方法有酶联免疫吸附法(enzyme-linked immunosorbant assay，ELISA)、放射免疫法(radioimmuno-assay，RIA)、双向琼脂扩散(double agar diffusion)、凝集试验(agglutin- ation test)及中和试验等方法，其中 ELISA 法在血清效价测定时最为常用。

本节以抗 BTX-1 血清为例进行介绍，将两只免疫过 8 次的小鼠用尾部取血法取血清，将血清放到 200 μL 的 EP 管中放置于 37℃，30 min 后用 10 000 r/min 离心 15 min 后收集上层血清，具体的间接 ELISA 测效价步骤如下。

1) 包被：将 BTX-1-BSA 完全抗原用包被缓冲液稀释到 5 μg/mL 加入到酶标孔中，每孔 200 μL，放在 37℃恒温箱孵育 2 h；

2) 封闭：倒掉板中溶液后用 PBS 清洗 3 次，加入 200 μL PBSM 于 37℃孵育 2 h；

3) 加一抗：倒掉板中溶液后用 PBS 清洗 3 次，每孔分别对应加入从 1∶500 开始倍比稀释的血清 100 μL，放到 37℃恒温箱孵育 1 h；

4) 加二抗：倒掉板中溶液后用 PBST 和 PBS 分别清洗 3 次，每孔加入用 PBSM 稀释 8000 倍的 HRP-羊抗鼠抗体 100 μL，放到

37℃恒温箱孵育 1 h；

5）显色：倒掉板中溶液后用 PBST 和 PBS 分别清洗 3 次，然后每孔加入现配的 TMB 溶液 100 μL，放到 37℃恒温箱孵育 10 min；

6）终止：加 50 μL 浓度为 2 mol/L 的硫酸到酶标孔中终止反应，测定 450 nm 波长下的 OD 值。

结果如图 3-3 所示，从曲线图可以看出，随着血清稀释倍数的增多效价值下降的趋势明显，两只小鼠效价都很高，超过了 16 000，达到用来做细胞融合的水平。

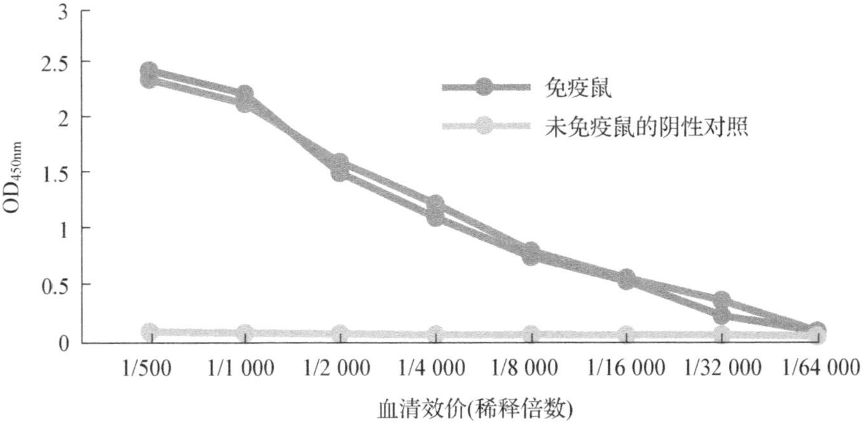

图 3-3　抗 BTX-1 小鼠血清效价

3.4　多抗血清的纯化与保存

有时免疫不纯，含有微量结构相似的杂抗原，导致制得的抗血清可能出现数种杂抗体。即使用纯抗原，由于一个抗原表面存在多种不同的抗原决定簇，由此可能产生多种相应的特异性抗体。

还有一种情况，有些目的蛋白质和其他蛋白质黏合在一起难以分开，所以抗体需要进一步纯化。纯化后的抗体要放在合适的条件下，才能有效保存。

3.4.1 多抗血清的纯化

目前常用的抗血清的纯化方法很多，主要有盐析法、吸附剂法、离子交换层析法、亲和层析法、酶解法等，具体使用哪一种方法要根据实验需要而定。详细的介绍见第 3 章。

3.4.2 抗体的保存

抗血清保存通常有 3 种方法。第一种是 4℃保存，将抗血清除菌后，液体状态保存于普通冰箱，可以存放 3 个月到半年。保存时通常加入 0.1%～0.25%叠氮化钠和一定浓度的甘油。前者可作防腐剂，后者可延长保存期。第二种方法是低温保存，放在–80～–20℃，一般保存 5 年效价不会明显下降。但应防止反复冻融，应分装低温保存，取出后在短期内用完。第三种方法是冷冻干燥，最后制成品水分不应高于 0.2%，封装后可以长期保存，一般在冰箱中 5～10 年效价不会明显降低。

3.5 多抗的性质鉴定

多克隆抗体性质鉴定包括多方面的，常见的主要包括抗体特异性、抗体效价、用于样品检测等。

3.5.1 多抗血清的特异性

本实验通过间接竞争 ELISA 测定抗 BTX-1 多克隆抗体和不

同毒素之间是否存在交叉放应，其步骤如下：将 BTX-1-BSA 稀释到 10 μg/mL，每孔 200 μL，放在 37℃恒温箱孵育 2 h。清洗后加入 200 μL 的 5% PBSM，放到 37℃恒温箱孵育 2 h。将几种毒素标准品溶液稀释成不同浓度，其中有 BTX-1、BTX-2、BTX-3、软海绵酸(OA)、软骨藻酸(DA)、微囊藻毒素(LR)和河豚毒素(TTX)标准品溶液，与等体积的抗体混合，在 37℃孵育 35 min 后加到酶标孔中。接下来的步骤与间接 ELISA 测小鼠血清效价的步骤一样。结果如图 3-4 所示，表明该血清抗体不会与其他毒素产生交叉反应，只与 BTX-1 反应。

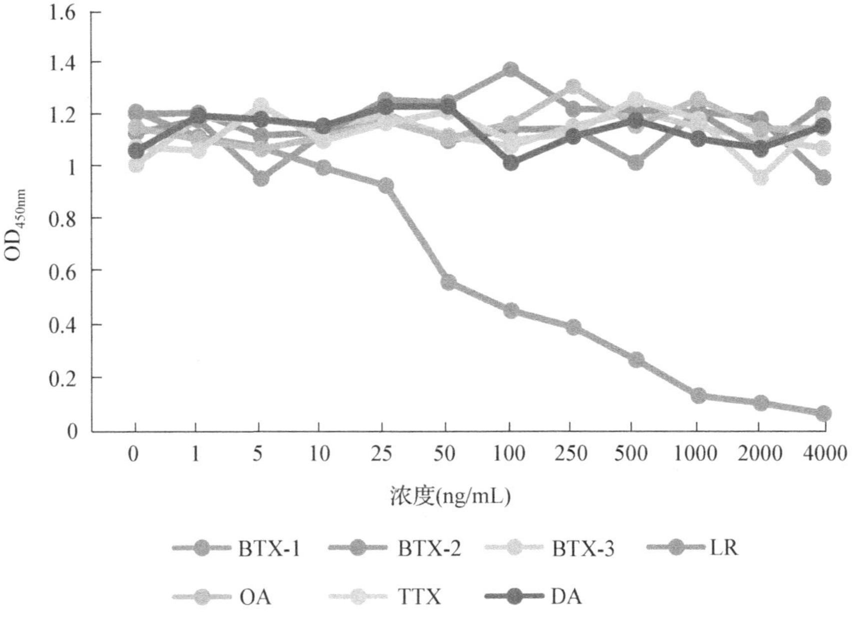

图 3-4　抗 BTX-1 血清与其他毒素的交叉反应

3.5.2　血清效价测定

血清效价的测定方法与前面的方法(3.3 节免疫效价检测)一

致，只不过这里的血清是经过纯化后的多抗血清。通过间接酶联免疫吸附法，来测定抗 BTX-1 的多克隆抗体的血清效价。具体过程是：将待测抗原 BTX-1-BSA 用包被缓冲液稀释到 5 μg/mL，加入到酶标孔中(每孔 200 μL)，在 37℃恒温箱孵育 2 h，用 5%的 PBSM 封闭 2 h，之后将多抗从 1∶500 开始倍比稀释后加入微孔中反应 1.5 h，最后加二抗及显色液，显色后测 OD 值。

3.5.3 基于多抗的毒素检测

很少用多抗做检测，除非筛选不到合适的单克隆抗体。本实验是在筛选多抗前摸索多抗血清的检测方法，具体做法如下：选取 0 ng/mL、2 ng/mL、5 ng/mL、10 ng/mL、15 ng/mL、30 ng/mL、60 ng/mL、125 ng/mL、250 ng/mL、500 ng/mL、1000 ng/mL 的毒素标准品溶液各 100 μL，和 100 μL 经过 1000 倍稀释的抗 BTX-1 的单克隆抗体在板外 37℃反应 45 min，再将混合液加到酶标孔中反应，其他步骤同非竞争间接 ELISA。同时还测定在有机溶剂甲醇中是否会对结果产生较大的影响。结果用 Original 8.1 绘制出两条拟合曲线如图 3-5 所示，再根据软件计算出 IC_{50} 及检测的范围。

3.5.4 利用多抗血清检测实际样品

取 4 种海产品牡蛎、淡菜、竹蛏和扇贝除去外壳后的贝肉各 150 g，加液氮进行研磨后，加入 10 g 氯化钠和 2 mL 浓盐酸搅拌均匀，研磨后向匀浆中加入 30 mL 的乙醚，5000 r/min 离心 10 min 后取上清溶液，反复提取 3 次后蒸干乙醚，加入 1 mL 甲醇溶解备用。将各样品溶液用竞争 ELISA 法测出各自的 OD 值并代入用软件生成的标准曲线计算。结果说明，本次测试的样品未检出

BTX-1 毒素。

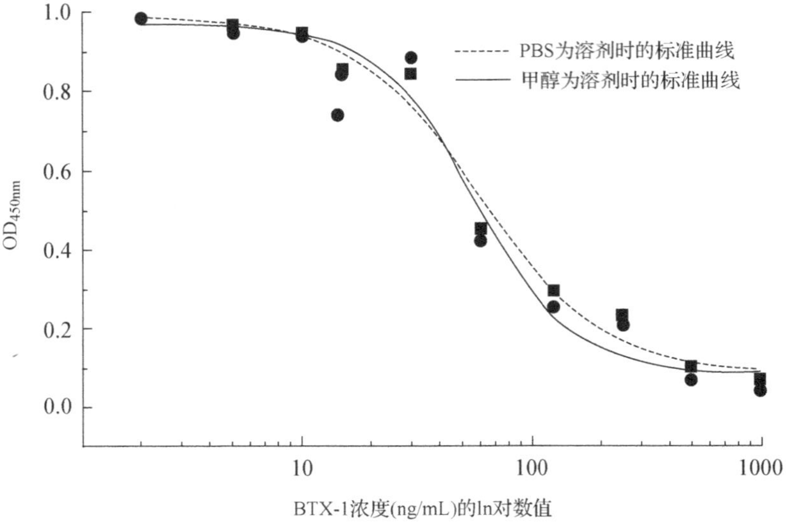

图 3-5　竞争法测标准曲线

第 4 章　单克隆抗体的筛选与鉴定

1975 年，Kohler 和 Milstein 将小鼠骨髓瘤细胞和经绵羊红细胞(sheep red blood cell，SRBC)免疫的小鼠脾细胞在体外进行融合，结果发现形成的部分细胞既能在体外培养条件下生长繁殖又能分泌抗 SRBC 抗体，后来将这种细胞称为杂交瘤细胞(hybridoma cell)。它是由识别单一抗原决定簇的细胞克隆所产生的均一性抗体，故称之为单克隆抗体(monoclomal antibody)，简称为单抗(McAb)。与多抗相比，单抗纯度高、理化性质均一、特异性强、可无限量地生产，所以单抗技术一经问世便受到欢迎和重视。它不仅带来了免疫学领域里的一次革命，而且在生命医学的各个领域里获得了极为广泛的应用。单抗可以与各种毒素、药物通过化学偶联或者基因重组表达，制备成靶向药物用于肿瘤的治疗。此外，单抗对免疫细胞的分离、鉴定和分类及细胞膜表面的结构和功能研究具有重要意义。为此，Kohler 和 Milstein 于 1984 年获得了诺贝尔生理学或医学奖。

4.1　单克隆抗体产生的原理

抗体主要由 B 淋巴细胞合成，每个 B 淋巴细胞合成一种抗体。当机体受到抗原刺激时，B 淋巴细胞能够分化、增殖形成针对这种抗原分泌特异性抗体的能力。抗原具有许多的决定簇，因此机体会分化形成识别不同抗原决定簇的 B 淋巴细胞，合成多抗。如果能筛选出分泌一种单一抗体的细胞进行培养，就可以得到由单一细胞经分裂增殖而形成的细胞集落，即单克隆。单克隆细胞将合成专一性的抗体，即为单克隆抗体。

B淋巴细胞可以分泌抗体，但不能在体外无限生长和繁殖。后来研究发现，骨髓瘤细胞可以在体外无限分裂和增殖，但不能分泌抗体。应用细胞杂交技术使骨髓瘤细胞和免疫的淋巴细胞在一定的条件下融合，可得到杂交瘤细胞。在选择性培养基的作用下，只有来自骨髓瘤细胞和淋巴细胞的融合细胞才具有持续生长和增殖的能力，同时具备分泌特定抗体的功能。而其他类型的融合细胞不能生长，或者不能分泌抗体。单克隆抗体产生的原理和过程如图 4-1 所示。

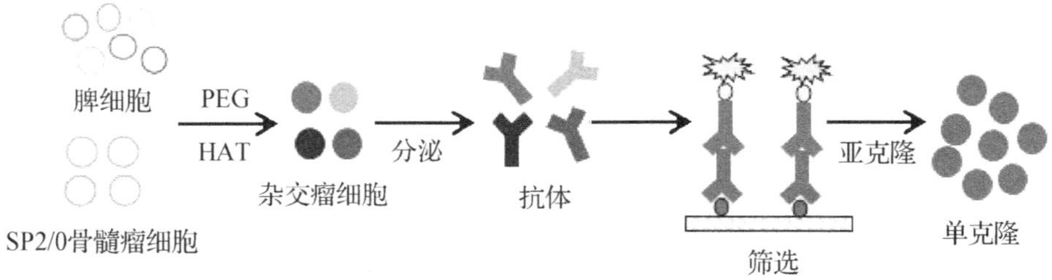

图 4-1　单克隆抗体产生的原理和过程

4.2 细 胞 融 合

细胞融合是整个单克隆抗体制备技术中最为重要的一环，细胞融合的好坏影响着杂交瘤细胞的筛选。此外该环节是一个烦琐、复杂且耗时的过程，因此无论是在最初的各种细胞的准备阶段，还是在融合阶段，都必须做好充分的准备。

4.2.1　饲养细胞

在体外细胞培养中，细胞的生长依赖于适当的细胞密度，单个或少量细胞不易生存与繁殖，必须加入其他活的细胞分泌细胞因子才能促使其生长繁殖，加入的活细胞被称为饲养细胞(feeder cell)。饲养细胞能提高细胞密度，使杂交瘤细胞容易生存与繁殖，还能释放诸如非种属性细胞生长因子类物质，起到促进杂交瘤细胞分裂、增殖的作用。许多种类的动物细胞都可以作为饲养细胞，如正常的脾细胞、胸腺细胞、腹腔细胞和成纤维细胞等。提供饲养细胞的小鼠最好来自同系，雌雄鼠均可。

目前常用的饲养细胞为小鼠的腹腔细胞，主要包括巨噬细胞和淋巴细胞。判断饲养细胞优劣的方法如下：在 5%CO_2 培养箱中于 37℃培养饲养细胞一昼夜，观察其生长形态。生长良好的饲养细胞体态饱满、晶莹剔透、折光性好，其中巨噬细胞舒展呈多角形。若在 96 孔细胞培养板中，每孔中的饲养细胞少于 5000 个，杂交瘤细胞依旧生长困难，则需要 10 000 个饲养细胞才能维持细胞生长。

4.2.2　骨髓瘤细胞

骨髓瘤细胞能产生并分泌大量的免疫球蛋白，这样的骨髓瘤细胞融合后，可能降低所分泌抗体的滴度，所以必须选育出非分泌免疫球蛋白缺陷型的骨髓瘤细胞。用于融合的骨髓瘤细胞必须满足以下条件：①该骨髓瘤细胞系的来源应与制备脾细胞的小鼠为同一品系，两者的组织相容性一致，可提高与脾细胞的融合率；②骨髓瘤细胞自身不合成免疫球蛋白，且对杂交瘤细胞中的抗体合成基因不会产生抑制；③能在体外连续生长，增殖速度快，倍增期短于 24 h；④缺乏次黄嘌呤-鸟嘌呤磷酸核糖转化酶（hypoxanthine-guanine phosphoribosyl transferase，HGPRT）。

目前常用的 Balb/c 小鼠产生的骨髓瘤细胞株有 S194/5.XXO.BU.1、SP2/0-Ag14（简称 SP2/0）、P3/X63-Ag8.653（简称 653）和 FO。其中应用最多的是 SP2/0 细胞株，如图 4-2 所示。因为该细胞株生长情况及融合效率均佳，且该细胞株本身不分泌任何免疫球蛋白，细胞的倍增时间通常为 10～15 h。用于融合的 SP2/0 细胞应选择处于对数生长期、形态正常和活性佳的细胞。骨髓瘤细胞通常保存于液氮罐中，实验时复苏、增殖和传代即可。由于骨髓瘤细胞是半贴壁细胞，容易脱落，因此传代时不需要胰酶处理，只需用移液枪轻轻吹打数次。但为防止 SP2/0 细胞株出现返祖现象，在细胞融合前可用含有 15 μg/mL 8-氮鸟嘌呤（8Ag）的培养基做适应培养。在融合前一天用新鲜的完全培养基调整细胞浓度为 2.0×10^5 个/mL，翌日收集离心后用不完全培养基重悬并计数。

图 4-2　SP2/0 细胞（倒置显微镜，×40）

4.2.3　融合剂

诱导细胞融合的方法有生物方法、化学方法和物理方法。在生物方法中，某些病毒(如仙台病毒)可介导病毒同宿主细胞融合，也可介导细胞与细胞的融合，因此可以用紫外线灭活的此类病毒诱导细胞融合。灭活的仙台病毒可以大大提高融合效率，它在病毒类融合剂中最为有效，使用最广。化学和物理方法可造成膜脂分子排列的改变，去掉作用因素之后，膜脂重新恢复原有的有序结构，在恢复过程中便可诱导相接触的细胞发生融合。化学融合剂主要包括聚乙二醇(polyethyleneglycol，PEG)、聚乙烯醇、聚甘油、油胺和二价阳离子载体等。其中，由于聚乙二醇易得、简便，且融合效果稳定，应用最为广泛。

用作细胞融合的聚乙二醇一般选用相对分子质量为 1450，常用浓度为 50%。有时也采用 30%～50%浓度的聚乙二醇与 10%二甲基亚砜的混合物。pH 对融合效率也有一定的影响，一般以稍偏碱(pH 7.4～8.0)为宜。

4.2.4　细胞融合

细胞融合包含多个过程：首先是两个亲本细胞靠近，两者细胞膜融合，膜组织局部破损，最终形成完整的连续胞膜。细胞虽在体外培养条件下会自发融合，但频率极低，故均须添加具有诱导细胞融合效应的细胞因子或者化学试剂，或采用电融合技术，人为地促进细胞融合。细胞融合的方法有很多，常用的有摇动法和离心法。基本步骤是将两种细胞混合后加入聚乙二醇，促使细胞相互融合。接着加入培养液稀释聚乙二醇，从而消除聚乙二醇对细胞的毒性作用。再将细胞适当稀释，分别置于96孔细胞培养板中或半固体琼脂中培养。

融合过程中应特别注意几个问题：①在保证两种细胞在融合前都具有较高活性的前提下，骨髓瘤细胞和脾细胞的比值可从(1∶2)～(1∶10)不等，常用的比例为1∶4。②良好的培养液对融合细胞尤为重要，其中的胎牛血清、各种离子和营养成分均需严格配制。一旦融合效率降低，应随时检查培养基。③细胞污染是造成融合失败的最主要原因，因此提供一个洁净的环境及适宜的无菌操作技术是细胞融合的关键。④用于细胞融合的小鼠骨髓瘤细胞和脾细胞，由于其中一方突变或在种属关系上较远，同样会影响细胞融合。因此应选择合适的小鼠和定期筛选的骨髓瘤细胞。

4.3 杂交瘤细胞的筛选

细胞融合后，存在着不同来源的细胞，如融合的脾细胞和骨髓瘤细胞、融合的脾细胞和脾细胞、融合的骨髓瘤细胞和骨髓瘤细胞、未融合的脾细胞、未融合的骨髓瘤细胞及细胞的多聚体等。因此需要筛选出能稳定分泌抗体的杂交瘤细胞。

单克隆抗体制备过程中，共有两次筛选，第一次用HAT选择性培养基筛选出杂交瘤细胞，第二次用iELISA方法筛选出能产生特异性抗体的杂交瘤细胞，两次筛选的原理和方法是不相同的。

4.3.1 HAT培养基筛选

细胞融合后，杂交瘤细胞的选择性培养是第一次筛选的关键。

普遍采用的 HAT 选择性培养液是在普通的动物细胞培养液中加入次黄嘌呤(hypoxanthine，H)、氨基蝶呤(aminopterin，A)和胸腺嘧啶核苷（thymidine，T)。其依据是细胞的 DNA 合成有两条途径：一是从头合成途径，由糖和氨基酸合成核苷酸，然后合成 DNA，叶酸作为重要的辅酶参与了这一合成途径；二是应急途径或者补救途径，在次黄嘌呤(H)和胸腺嘧啶核苷(T)存在的情况下，经过次黄嘌呤-鸟嘌呤磷酸核糖转化酶(HGPRT)和胸腺嘧啶核苷激酶(TK)催化作用合成 DNA，两种酶缺一不可。氨基蝶呤(A)是从头合成途径中叶酸的拮抗物，可以阻断骨髓瘤细胞利用从头合成途径合成 DNA，只剩下补救途径。而融合所用的骨髓瘤细胞是经毒性培养基选出的 $HGPRT^-$细胞株，缺乏次黄嘌呤-鸟嘌呤磷酸核糖转化酶和胸腺嘧啶核苷激酶，所以骨髓瘤细胞不能利用补救途径合成 DNA，不能在 HAT 培养基中生长。

融合的骨髓瘤细胞和骨髓瘤细胞、未融合的骨髓瘤细胞在氨基蝶呤的作用下，缺乏次黄嘌呤-鸟嘌呤磷酸核糖转化酶，从头途径和补救途径双双失效，不能合成 DNA，在 HAT 培养基中不能增殖而很快死亡。对于融合的脾细胞和脾细胞、未融合的脾细胞，虽然从头合成途径被阻断，补救途径正常，但是不能在体外增殖，一般 10 天左右死亡。而细胞的多聚体形式也容易死去，无须特别筛选。只有融合了脾细胞和骨髓瘤细胞的杂交瘤细胞，虽然从头途径被阻断，但同时具备上述两种酶，能从补救途径合成 DNA，又能在体外培养中不断增殖，故而能在 HAT 培养基中选择性存活下来，并不断增殖。

在用HAT选择培养1～2天内，将有大量骨髓瘤细胞死亡，3～4天后骨髓瘤细胞消失，杂交细胞形成小集落，HAT选择培养基维持10～15天后应换HT培养基，最后改用普通的完全培养基。在上述选择培养期间，杂交瘤细胞布满孔底1/5面积时，取细胞培养上清检测特异性抗体，筛选出所需的杂交瘤细胞。在选择培养期间，一般5天更换一半培养液。图4-3是本实验室拍到的抗平足蛋白(PDPN)杂交瘤细胞图。

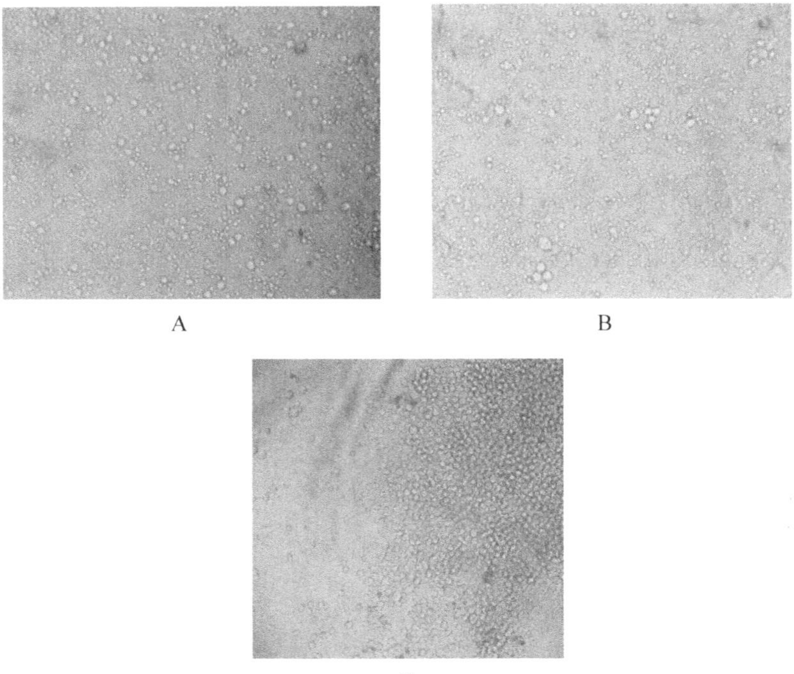

图4-3　抗平足蛋白杂交瘤细胞的观察

A、B、C分别为融合第1、第4、第9天杂交瘤细胞图(倒置显微镜，×16)

4.3.2　iELISA筛选

融合10天左右就可筛选杂交瘤细胞，iELISA法是最为常用的方法。在实际免疫过程中，由于采用连续注射抗原的方法，且一种抗原决定簇刺激机体形成相对应的一种效应 B 淋巴细胞。因此，从小鼠脾脏中取出的效应 B 淋巴细胞的特异性是不同的，经 HAT 培养液筛选的杂交瘤细胞特异性也存在差异，所以必须从杂交瘤细胞群中筛选出能产生针对某一特定抗原决定簇的特异性杂交瘤细胞。经过多次 iELISA 筛选后，最终选出分泌特异性抗体的杂交细胞株，其结果如图 4-4 所示，颜色较深的孔即可能含有阳性的杂交瘤单克隆抗体。

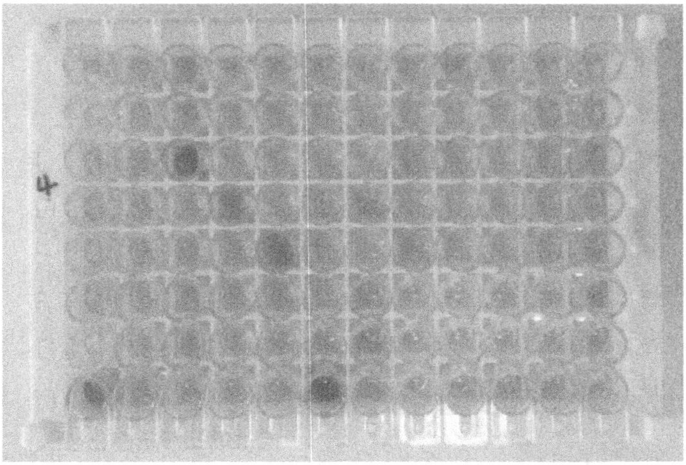

图 4-4　抗平足蛋白杂交瘤细胞的 iELISA 筛选

4.4　杂交瘤细胞的克隆化与鉴定

细胞融合后平铺到细胞培养板里生长，通常不是一个单纯的克隆(往往是两个或两个以上的克隆，即使只看到一个完整的克隆，实际上该克隆可能是由多个原始的杂交瘤形成的)，因此需要对杂交瘤细胞进行克隆化。杂交瘤细胞获得后，对其鉴定是十分重要的。这些鉴定包括抗体亚类、细胞染色体数目、抗体效价、抗体特异性、稳定性、亲和力鉴定等。

4.4.1 杂交瘤细胞的克隆化

克隆化的方法有很多，如有限稀释法(limiting dilution method)、软琼脂法(soft agar method)、单细胞显微操作法(single cell micromanipulation method)和荧光激活细胞分类仪(fluorescein activated cell sorter，FACS)分离法。下面对有限稀释法进行简单介绍。

有限稀释法是最简单的克隆化方法，不需要太多的仪器设备，操作简单，因此应用最广泛。其原理是：用移液枪将培养孔内的细胞轻轻吹打，使之重悬，然后用计数板进行计数，最后将原孔细胞稀释至每孔 0.5～1 个细胞，培养一段时间后就可以看到有单集落形成。然而，实际上由于计数不准确或者移液器的偏差，多数孔内出现多个细胞集落或者无克隆。此外，早期杂交瘤细胞不能耐受机械刺激或者过度稀释，所以在克隆化过程中吹打动作粗暴或者细胞液盲目稀释会导致细胞死亡。通常在得到针对特定抗原的杂交瘤细胞后需连续进行 2～3 次克隆化。

4.4.2 抗体亚类分析

根据抗体重链(H 链)恒定区(C 区)抗原性的差异，H 链可分为 μ、γ、α、δ 和 ε 共 5 类，不同 H 链和轻链(L 链)组成完整的抗体分子，分别为 IgM、IgG、IgA、IgD 和 IgE。同一类抗体中由于铰链区氨基酸组成和二硫键数目的差异，可分为不同的亚类。目前已经发现人类 IgA 有两个亚类：IgA_1 和 IgA_2。IgG 抗体有 4

种亚类：IgG_1、IgG_{2a}、IgG_{2b} 和 IgG_3。对于 IgM、IgD 和 IgE 抗体，尚未发现存在不同的亚类。研究发现，不同类和亚类的理化性质、血清学反应均不相同。

不少公司现已开发了用于亚类鉴定的试剂盒，多数是基于标准抗亚类血清的 ELISA 技术。我们对筛选到的一株阳性抗平足蛋白单克隆抗体进行了亚型测定，其结果如图 4-5 所示，表明该单克隆抗体属于 IgG_{2b} 型。试剂盒的标准化降低了由于试剂批次和操作者个人因素造成的主观差异，重复性好、快速且准确。

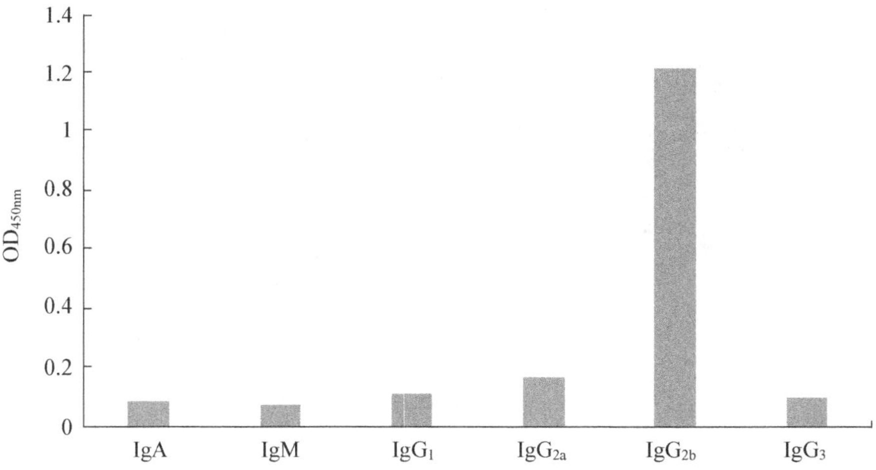

图 4-5　抗平足蛋白抗体的亚型分析

4.4.3　细胞染色体分析

通过对杂交瘤细胞进行染色体分析，从而判断其是否是融合成功的杂交瘤细胞。杂交瘤细胞的染色体数目应为两种亲本细胞染色体数目之和，正常小鼠脾细胞的染色体数目为 40，小鼠骨髓瘤细胞 SP2/0 为 62～68。因此，杂交瘤细胞的染色体数目应为

102～108。秋水仙素法是检查杂交瘤细胞染色体最常用的方法，其原理是应用秋水仙素特异地破坏细胞纺锤体，并阻止其形成，使细胞停留在分裂中期。同时，秋水仙素使染色体收缩，形成清晰的轮廓。通过 0.075 mol/L KCl 溶液等低渗处理，使细胞膨胀、体积增大、染色体分散。最后通过甲醇-冰醋酸溶液固定，即可观察，图 4-6 是抗平足蛋白杂交瘤细胞的染色体分析结果。

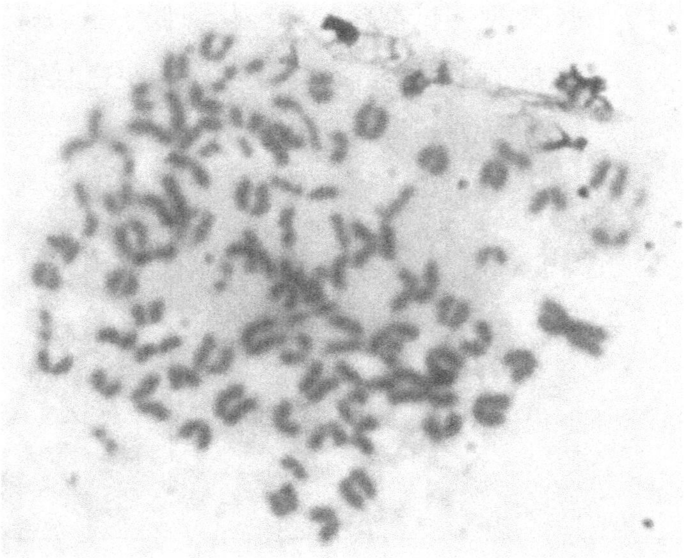

图 4-6　抗平足蛋白杂交瘤细胞的染色体分析（倒置显微镜，×400）

4.4.4　细胞培养上清效价检测

一般融合后 10 天左右就可以通过吸取杂交瘤细胞培养上清，检测上清效价。用于上清效价检测的方法有很多，常用的方法有放射免疫测定（RIA）、酶联免疫吸附测定试验（ELISA）、免疫荧光试验（immunofluorescens test）、补体结合实验（CFT）等。下面就常用的 ELISA 做简单介绍。

目前常用的几种 ELISA 方法有测定抗体的间接法、测定抗原的双抗体夹心法和测定抗原的竞争法等。上清效价检测一般采用间接 ELISA 法测定抗体效价。其主要过程为，首先将已知定量抗原吸附在酶标孔内，封闭，加待测细胞培养上清，孵育后洗涤以除去未结合的杂蛋白质，加酶标二抗，孵育后洗涤，加底物孵育，加硫酸终止酶促反应，在 450 nm 波长下测定吸光度，从而分析抗体含量。图 4-7 为间接 ELISA 法测定抗嗜铬素 a 蛋白的细胞培养上清效价结果。

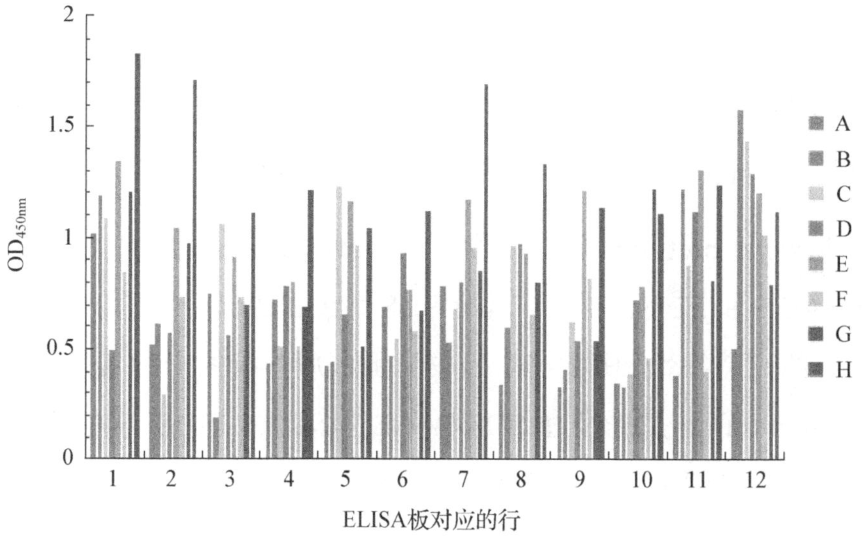

图 4-7　间接 ELISA 法测定抗嗜铬素 a 蛋白的细胞培养上清

A、B、C、D、E、F、G、H 分别对应 ELISA 板上第 1 到第 8 列

4.4.5　抗体特异性

抗体的特异性指的是抗体与不同抗原结合的能力。一种抗体往往只与特定抗原上的部分表面结构结合，这样的抗原表面结构被称为抗原决定簇。抗体的抗原结合位点与抗原决定簇之间往往

具有互补的结构。当其他抗原的分子表面结构与免疫原类似时，也能与抗体发生类似的识别作用，这就是交叉反应。

1. ELISA 法测定抗体特异性

酶联免疫吸附试验(enzyme-linked immunosorbent assay，ELISA)是当前应用最为广泛的一项定性定量检测抗原或抗体的免疫酶技术。ELISA 法测定抗体特异性有两种策略，第一种是间接 ELISA 法，即通过分别包被不同的相近抗原，证明抗体在多种抗原中特异性识别特定抗原；第二种是竞争 ELISA 法，即通过只包被特定抗原，抗体与多种抗原分别竞争结合后，其他抗原不影响该抗体与特定抗原的识别。

2. Western blotting 法测定抗体特异性

Western blotting 即为免疫印迹。Western blotting 法通过将 SDS-PAGE 和 ELISA 结合，具有 SDS-PAGE 的高分辨力及固相免疫测定的高特异性和敏感性，已成为蛋白质分析的一种常规技术。Western blotting 是先经过 SDS-PAGE 电泳，在 SDS 存在时，用 PAGE 分离各组分，SDS-PAGE 电泳使蛋白质分子按大小分离，然后各组分从凝胶转移到另一种固相载体上，即为“印迹”，再用特异性探针检测特定氨基酸序列。Western blotting 使用的探针是抗体，它与附着于固相支持物上的靶蛋白的抗原表位发生特异反应，从而特异性识别目的蛋白。而后再加入酶联抗体，洗去未结合的抗体，加入底物显色，在特定仪器中观察。

4.5 杂交瘤细胞的保存与复苏

筛选出的阳性细胞株应及时冻存。在建立杂交瘤细胞的过程中，有时一次融合产生很多的“阳性”孔，来不及对所有的杂交瘤细胞做进一步的检测，就有必要把细胞冻存备份。另外，为了预防实验室可能出现的紧急情况，如细胞污染、停电、CO_2 培养箱出现故障等造成杂交瘤细胞污染甚至死亡，通常要尽可能极早地冻存一部分细胞，以免遭遇不测。在杂交瘤细胞建立以后，更需要大批量地冻存以备今后随时取用。冻存的细胞在使用前，一定要用正确的方法进行复苏，保证细胞的生物学功能完好。

4.5.1 杂交瘤细胞的保存

普遍使用的冻存保护剂为二甲基亚砜，其相对分子质量小、溶解度大，易穿透细胞膜，可以使细胞冰点降低，提高细胞膜对水的通透性，且对细胞无明显毒性。使用浓度范围在 5%～15%，常用浓度为 10%。二甲基亚砜无须灭菌处理，因为二甲基亚砜本身对细菌有毒性作用，可以自身灭菌。

目前，细胞冻存最常用的技术是液氮冷冻保存法，主要采用加适量保护剂的慢速冷冻法冻存细胞。慢速冷冻法可以使细胞内的水分渗出细胞外，减少细胞内形成冰晶的机会，从而减少冰晶对细胞的损伤。细胞冻存的常用有效方法是细胞在加血清和二甲基亚砜的冻存液中以缓慢的速度降低温度。到–80℃时则可以迅速置入液氮罐中，在液氮中可以长期保存。此外，也可以使用装有异丙醇的冻存盒。将冻存管放入冻存盒后，即可放入–80℃冰箱，第二天转入液氮罐中。冻存一年以后，最好复苏培养一次，然后再继续冻存。一般冻存细胞复苏后的活性多在 50%～95%。

4.5.2 杂交瘤细胞的复苏

杂交瘤细胞、骨髓瘤细胞或其他细胞保存在液氮中，通常情况下可保存数年至数十年。复苏时溶解细胞速度要快，在 1～2 min 内完全融化冻存液，使之快速跃过最易损伤的–5～0℃，以避免再次形成胞内冰晶伤害细胞而引起细胞死亡，这样复苏的细胞存活率高，生长及形态良好。细胞解冻后，可加入少量培养液稀释二甲基亚砜以减少对细胞的损伤。然后再进行离心，去除二甲基亚砜和死细胞。

第 5 章　抗体的大量制备与性质研究

获得稳定的单克隆细胞株后，就可根据需要大量生产单克隆抗体，并对其性质进行鉴定，包括单克隆抗体的特异性、亚类和亲和力等。随着抗体应用范围逐渐扩大，对抗体的纯度、浓度、活性、特异性和稳定性等指标的要求越来越高。ELISA 是对抗体进行检测的常规手段，而表面等离子共振、石英微天平和高效液相色谱等新方法的应用，则使得抗体的检测更加快速、准确和灵敏。

5.1　单克隆抗体大量制备的方法

目前制备大量单克隆抗体的方法主要有两种：一种是动物体内诱生法；另一种是体外培养法。实验人员可根据细胞状态及实际应用情况选择比较合适的单抗生产方式。

5.1.1　动物体内诱生法

很多实验室采用动物生产单克隆抗体的方法，即将杂交瘤细胞接种于小鼠腹腔，杂交瘤细胞在小鼠腹腔内生长增殖并分泌抗体。先用降植烷或液体石蜡注射入小鼠腹腔致敏小鼠，一周后将生长旺盛的杂交瘤细胞离心弃去培养基，用 PBS 或者不完全培养基重悬后注射到小鼠腹腔。接种细胞的数量应适当，一般为 5.0×10^5 个细胞/鼠，可根据腹水生长情况适当增减。在接种一周后有明显的腹水产生，可以看到小鼠腹腔明显肿大，如图 5-1 所示，此时可以处死小鼠采集腹水，也可以用注射器反复隔日抽采腹水。反复抽采的方法得到的腹水产量比一次性处死得到的腹水产量高。

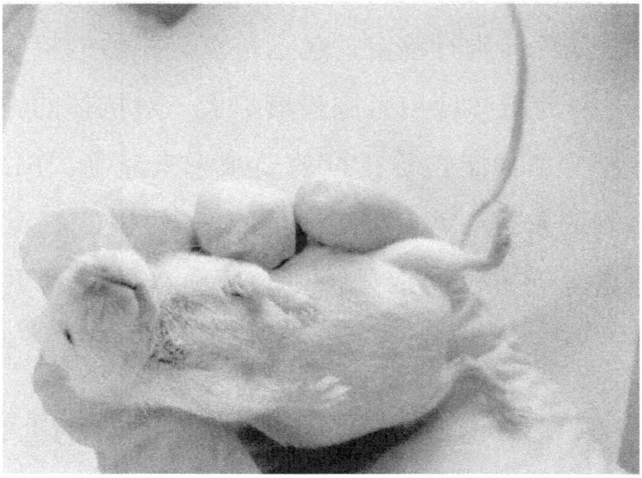

图 5-1 小鼠体内诱生单克隆抗体

除了腹腔注射杂交瘤，还可以脾内注射，其方法有点类似脾脏内免疫。具体操作是：提前一周注射弗氏不完全佐剂，注射后一周左右用乙醚麻醉小鼠，剪开背部皮肤，可以看到脾脏，用注射器刺穿背部皮肤，将杂交瘤细胞注射到脾脏里，再用 AB 胶将伤口处的毛粘好，涂上抗生素即可，7～10 天后可见腹水形成。这种方法的优点是对杂交瘤细胞的数量要求少，一般 1000 个以上的细胞都可以成功制备腹水。刚采出的腹水含有大量的油脂、巨噬细胞、杂交瘤细胞、腹腔内的上皮细胞、血液中的细胞成分等杂质，尤其是这些细胞成分，如果不除去则可能在腹水的长期保存中慢慢破裂，细胞内的蛋白质成分会释放到腹水中，增加了腹水中的杂质，使纯化变得困难，因此腹水在采集后不管是要长期保存还是立即纯化都应该先离心除去细胞成分，同时也去掉油脂（油脂的密度比较小，一般都漂浮在腹水表面，用枪吸出丢掉即可）。该方法操作简便、重复性好、经济，同时制备的腹水抗体浓度很高，其中含有的杂蛋白较少，利于抗体纯化，为大多数实验室采用。

5.1.2　体外培养法

在体外培养法中，目前各个实验室普遍采用细胞单层法，就是将杂交瘤细胞加入培养瓶中，用完全培养基培养，细胞浓度以 1.0×10^6～2.0×10^6 个/mL 为宜，然后收集培养上清液。如果希望在体外高效率地大量制备单克隆抗体，就必须高密度培养单克隆抗体细胞株，充分利用培养基的立体空间。单位体积内细胞数量越多，产生的单克隆抗体就越多，浓度就越高，产量就越大。

随着细胞培养的原理和方法不断完善，单克隆抗体细胞规模化培养技术日趋成熟。目前，主要有两大类单克隆抗体细胞大规模培养系统：一是细胞悬浮培养系统（cell suspension culture system），采用发酵罐式的旋转瓶，包括常规的悬浮培养和新型的微载体培养；二是细胞固定化培养系统（cell immobilization culture system），包括中空纤维细胞培养法和微囊化细胞培养法。

1. 悬浮培养法

悬浮培养贴壁依赖性细胞目前多采用转瓶培养，它常用于小量培养到大规模培养的过渡阶段，通过转瓶不断旋转使细胞呈悬浮状态，在培养瓶中均匀分布，充分利用养分，并扩大气液接触面，便于氧气的传递。而工业化、商业化大规模悬浮培养多采用生物反应器，其深层培养可分为分批式、流加式、连续式和灌注式等。

2. 微载体培养法

微载体培养法是应用一种对细胞无害的颗粒作为细胞生长的介质，细胞附着于其表面生长，在持续搅动作用下微载体悬浮于培养液中。微载体培养是目前公认的最有发展前途的一种动物细胞大规模培养技术，具有贴壁培养和悬浮培养的优点。

3. 中空纤维细胞培养法

该系统通过模拟细胞在体内生长的微环境，使细胞不断生长繁殖。中空纤维是一种微细的管状结构，壁为极薄的超滤膜，使无血清培养基携带着氧气在管内灌流，而管壁外则供细胞贴附生长。由于中空纤维的孔径对细胞和大分子物质有滞留作用，故营养物质和代谢废物可以自由出入其孔径。该培养系统占地空间小，生产成本低，培养的细胞密度大并可获得高质量的抗体。

4. 微囊化细胞培养法

该系统是先将单克隆细胞包埋在具有亲水性的半透膜微囊里，然后将此微囊放置在培养液中进行培养。微囊内部是微小培养环境，它将有效保护细胞免受机械损伤，故细胞生长良好，细胞密度高，可获得高浓度的单克隆抗体。

5.1.3 杂交瘤细胞的无血清培养

单克隆抗体细胞在体外培养时通常使用合成培养基，再添加胎牛血清配成完全培养基。但是血清中成分复杂，这对纯化单克隆抗体来说是个难题，而低纯度的单克隆抗体用于临床治疗可能导致一系列变态反应。同时，血清来源有限，各批量间质量差异大，直接影响杂交瘤细胞的连续性培养。另外，血清中潜藏的支原体是污染动物细胞的隐形杀手，不易察觉，而且其价格成本昂贵。为了克服血清的这些缺点，应用无血清培养基将会成为杂交瘤细胞培养的一种新趋势。

无血清培养(serum free medium，SFM)的实质就是有针对性地使用添加剂来代替血清，维持杂交瘤细胞在体外的生长。采用无血清培养基培养杂交瘤细胞制备单克隆抗体，便于抗体纯化，有利于规模化、标准化生产，同时降低细胞污染的概率。但无血清培养的细胞新陈代谢较弱，同时无血清培养基缺乏血清中保护细胞免受环境机械损伤的细胞因子等。尽管如此，随着无血清培养基的不断优化、完善，最终无血清培养基肯定会成为理想的杂交瘤细胞培养基。

5.2　单克隆抗体的纯化

抗体的纯化指的是对小鼠腹水中或细胞培养上清中单克隆抗体进行提纯，以提高抗体浓度。纯化抗体的方法多种多样，如亲和层析、沉淀法，主要是利用它们之间性质的差异，如抗体分子的溶解性、分子量、极性、电荷及与其他分子的亲和性等。一般采用综合技术，如辛酸-饱和硫酸铵沉淀法，以避免抗体变性。

5.2.1 亲和层析法

亲和层析(affinity chromatography)法是指利用生物大分子与其配体特异性识别和可逆结合的特性而建立起来的一种分离方法，也称为亲和色谱。配体通常指的是靶蛋白或者原子可逆结合的离子、分子或基团。它们间的这种特异结合的能力被称为亲和力。当蛋白质混合液通过装有连接了配体的亲和层析柱时，只有靶蛋白可以特异性地与配体结合，而未结合的蛋白质会被洗脱下来。特异性结合在配体上的靶蛋白最后可以用含有高浓度自由配体的溶剂洗下来。亲和层析法操作简单，专一性高，是一种有效分离纯化生物大分子的理想方法。下面介绍几种用于抗体纯化的亲和配体。

1. Protein A 树脂

Protein A 树脂主要用于 IgG 亲和分离纯化。Protein A 又名 Staphylococcal protein A(SPA)，是从 A 型金黄色葡萄球菌(*Staphylococcus aureus*)分离得到的一种细胞壁蛋白，分子量为 42 kDa，溶于水。Protein A 具有与免疫球蛋白结合的性质，能形成含有 A 蛋白、抗体、抗原的复合物。实验证明，Protein A 只与 IgG 分子中的 Fc 片段结合，不影响 Fab 片段与抗原的结合。因此，Protein A 树脂可用于免疫分析、IgG 纯化和利用免疫沉淀反应分离蛋白复合体。

2. Protein G 树脂

Protein G 树脂也可用于纯化 IgG。Protein G 是从 G 型链球菌中分离出来的细胞壁蛋白，分子量为 220 kDa，可以与哺乳动物的 IgG 通过 Fc 片段特异性结合。对于大部分的哺乳动物 IgG，Protein G 可以纯化一些在 Protein A 中结合效果不好的单克隆抗体或者多克隆抗体。Protein G 比 Protein A 具有更高的亲和性，尤其是一些亚类，如人 IgG_3、小鼠 IgG_1 和鼠 IgG_{2a}。但是，Protein G 不结合 IgM、IgD 和 IgA。图 5-2 是本实验室纯化的 IgG 抗体结果。

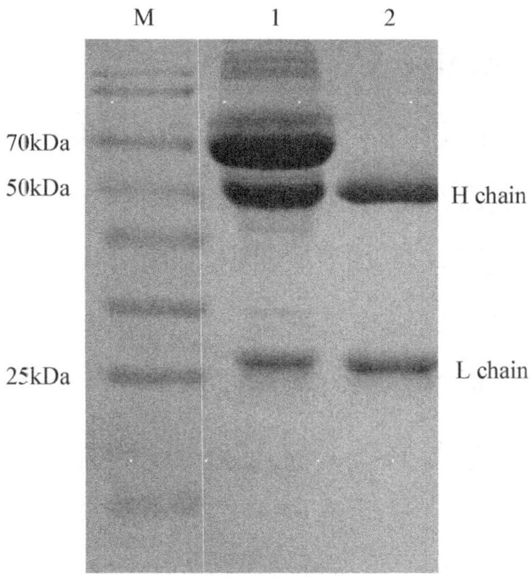

图 5-2　Protein G 纯化抗平足蛋白的 IgG 抗体

泳道 M：蛋白 Marker；泳道 1：腹水；泳道 2：纯化的 IgG 抗体

3. Protein A/G

Protein A/G 是从非致病杆菌发酵液中分离得到的蛋白质，分子量为 46 kDa 左右。Protein A/G 与小鼠 IgG 的各个亚类都有强烈的结合作用，但是与小鼠的 IgA 和 IgM 无结合活性。另外，Protein A/G 比 Protein A 和 Protein G 更适用于体内外培养液中单克隆抗体的纯化。

4. Protein L

Protein L 是从消化链球菌中分离出的一种能与抗体相结合的蛋白质，分子量为 42 kDa，也可与抗体的 κ 轻链结合而不干扰抗原结合位点。Protein L 可与更多种类的抗体和抗体亚类结合，也可与 scFv 和 Fab 片段结合。

5. Concanavalin A

Concanavalin A（Con A）是从刀豆中提取出来的一种凝集素。它是四聚体球蛋白，分子量为 102 kDa。Con A 能沉淀多种糖类、抗体和血型物质等，主要用于纯化 IgM 抗体。

亲和层析的一般操作流程是首先对凝胶进行预处理。亲和层析柱制备好后，要对层析柱用平衡缓冲液平衡，然后开始上样，等样品吸附到亲和层析柱上后，接着用 10 倍柱体积的缓冲液将不结合的杂蛋白洗掉，最后洗脱。洗脱一般采用降低抗体物与配体之间亲和力，一步或连续改变洗脱剂浓度的方式将抗体洗脱下来。

5.2.2 沉淀法

沉淀是溶液中的溶质由液相变成固相析出的过程，它根据不同物质在特定条件下在某一溶剂中的溶解度不同而达到分离的目的。这种不同的溶解度可以通过改变溶液的组分，如改变溶液的离子强度或者添加一些沉淀剂，或者改变溶液的 pH 来获得。常见的沉淀方法有盐析法、有机溶剂沉淀法和等电点沉淀法等。下面对盐析法和有机溶剂沉淀法做简单介绍。

1. 盐析

在溶液中加入中性盐使生物大分子沉淀析出的过程称为盐析(salting out)，也称为分级沉淀。蛋白质分子中的—COOH、—NH_2和—OH 都是亲水基团，这些基团与极性水分子相互作用形成水化层，包围在蛋白质分子上，形成亲水胶体。这种胶体状态的形成削弱了蛋白质分子之间的作用力，从而改变了蛋白质的溶解性。当蛋白质溶液中加入大量中性盐后，由于中性盐的亲水性比蛋白质大，会夺走蛋白质表面的水分子，破坏水化层，暴露出疏水区域，同时又中和了电荷，破坏了亲水胶体，蛋白质分子即形成沉淀。

在盐析中最常用的中性盐是硫酸铵，一般使用固体硫酸铵，加入之前要先将其研成细粉，并在不断搅拌的情况下少量多次地加入，尽量避免局部浓度过大而造成蛋白质沉淀。盐析后要放在冰箱静置一段时间，待沉淀完全后离心。

使用硫酸铵盐析后的蛋白质中含有大量硫酸铵，可能对后续纯化过程造成影响。因此，硫酸铵沉淀后的蛋白质往往需要通过凝胶过滤、超滤等除去硫酸铵。盐析的过程会受很多因素影响，如蛋白质的浓度、溶液 pH、温度和离子强度等。

(1) 蛋白质的浓度：高浓度的蛋白质应该用较低的硫酸铵饱和度沉淀，否则容易产生各种蛋白质的共沉淀作用。而低浓度的蛋白质，共沉淀发生的概率小，但回收率比较低。较适中的蛋白质浓度是 20～30 mg/mL。

(2) 溶液 pH：一般来说，蛋白质所带的净电荷越多，它的溶解度越大。改变溶液 pH 可以改变蛋白质的带电性质，从而改变蛋白质的溶解度。在等电点处蛋白质溶解度小，溶液偏离等电点，会使蛋白质的溶解度增大。

(3)温度：对于蛋白质分子，在低离子强度溶液或纯水中蛋白质的溶解度大多数还是随着浓度升高而增加的；在高离子强度溶液中，温度升高，它们的溶解度反而减小。一般情况下，可在室温下进行。但对于某些对温度敏感的抗体，要求在0～4℃下操作，以避免活力丧失。

2. 有机溶剂

有机溶剂可以降低水的介电常数，从而降低蛋白质分子间的电荷相互作用，还可以和蛋白质争夺水分子，破坏蛋白质分子表面的水膜，因此，在蛋白质的水溶液中加入有机溶剂会引起蛋白质沉淀。不同的蛋白质极性不同，因此其受到有机溶剂分子的影响不同，沉淀所需要的有机溶剂浓度也不同，从而把不同的蛋白质分开。有机溶剂沉淀受温度、样品浓度、pH和离子强度等多方面因素影响。

3. 辛酸-饱和硫酸铵沉淀法

辛酸-饱和硫酸铵沉淀法结合了盐析法和有机溶剂沉淀法的原理，辛酸在偏碱性条件下能与血清、细胞培养上清或者腹水中除IgG外的其他蛋白质结合，并沉淀下来，IgG抗体溶于上清溶液中，再加入饱和硫酸铵，使IgG抗体盐析沉淀，最后通过超滤或透析除去硫酸铵，即可获得纯度较高的IgG抗体。辛酸-饱和硫酸铵沉淀法操作简单、纯化效果较好，主要用于IgG_1和IgG_{2b}的纯化，而对 IgA、IgM、IgG_3 和 IgG_{2a} 的纯化效果不理想。

5.3　抗体的性质研究

抗体获得后，一般要马上对其性质进行鉴定，以便充分了解这些抗体的性能，这是抗体应用前的重要基础工作。这些性质包括抗体的特异性、稳定性和亲和力等。

5.3.1　抗体特异性测定

特异性的测定有两种方法，第一种方法是证明特定的抗体对抗原没有交叉反应性；第二种方法是证明在抗体对特定抗原的结合反应中，其他相近抗原分子对这种结合反应无干扰作用。

1. ELISA 法测定抗体特异性

该方法是应用于临床和实验室最普遍的成熟技术。在成本、速度、重复性和适用范围等方面均具有较好的优势，适用于一般的医学、病原学检测与实验室研究等。

(1) 间接 ELISA 法

如图 5-3 所示，抗体能特异性识别平足蛋白(PDPN)抗原，不与其他抗原发生交叉反应。影响间接法测定抗体的一个较大因素是包被抗原的纯度。在纯化时应尽量去除宿主蛋白，以免由于机体存在对这种宿主蛋白的抗体而引起假阳性反应。此外，由于机体的 IgG 类抗体浓度较高，其中绝大部分为机体接触外界环境刺激所产生的非特异 IgG。因此，为避免这类高浓度的非特异 IgG 对固相的吸附所致的假阳性反应，通常需对待测样品做一定程度的稀释。

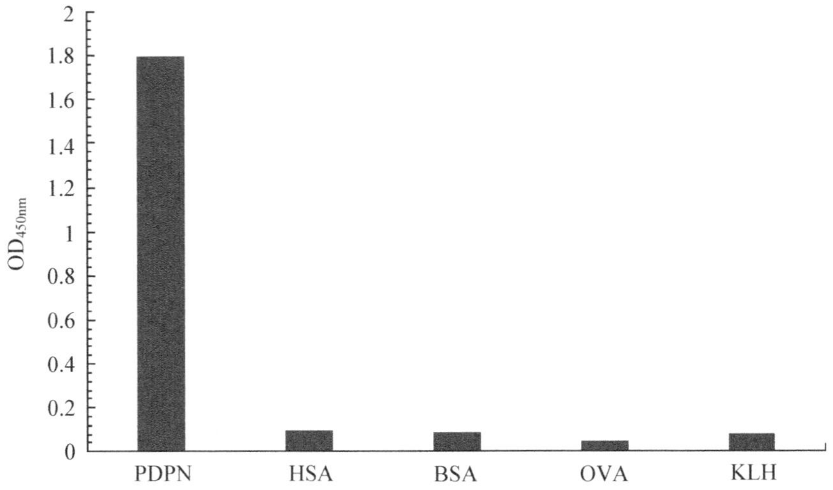

图 5-3 间接 ELISA 法测定抗 PDPN 抗体的特异性

HSA. 人血清白蛋白；BSA. 牛血清白蛋白；OVA. 鸡卵清白蛋白；KLH. 钥孔血蓝蛋白

(2)竞争 ELISA 法

只有当抗原中杂质难以去除或抗原的结合特异性不稳定时，可采用竞争 ELISA 法测定抗体，但具体模式有区别。抗原的固相化既可以直接进行，又可以通过相应特异性抗体而间接固相化。

一是包被抗原模式。该模式适用于针对小分子抗原的抗体的特异性检测。将小分子与载体蛋白的交联产物包被，形成固相抗原，洗涤除去未与固相结合的抗原后，封闭、洗涤去除未结合的部分及杂质。将待测抗原样品与特异性抗体混合后孵育一段时间，加入酶标孔中孵育。洗板，加入酶标抗体、酶底物，显色测定，颜色的强弱与待测样品中抗原的含量成反比。

二是双抗体夹心模式。该模式适用于针对大分子抗原的抗体的特异性检测。将标准抗体包被封闭后，同时将待测样品和抗原孵育一段时间后，加入酶标孔中孵育。洗板，加入抗体、酶标二抗，显色测定。显色的强弱与待测样品中的相应抗体含量成反比。

2. 免疫组化法测定抗体特异性

免疫组织化学简称免疫组化(immunohistochemistry，IHC)，是指组织细胞通过带有显色剂的抗体特异性识别抗原，从而对细胞或抗原定位、定性和定量的一项技术。根据显色剂的不同，可以将 IHC 分为免疫酶法、免疫荧光法、免疫铁蛋白法、免疫金法和放射免疫自显法等。根据标本的不同，可以分为组织标本和细胞标本，前者包括石蜡切片和冰冻切片。其中石蜡切片是制作组织标本最常用、最基本的方法。

IHC 把免疫反应的特异性、组织化学的可见性巧妙地结合起来，借助显微镜(包括荧光显微镜、电子显微镜)的显像和放大作用，在细胞、亚细胞水平检测各种抗原物质(如蛋白质、多肽、酶、激素病原体及受体等)。IHC 的实验流程一般为将切片脱蜡、水化、修复抗原、加入双氧水以封闭细胞内源性过氧化物酶、滴加特异性抗体和酶标抗体、显色，经复染、脱水、透明、封片后在显微镜下观察染色情况。图 5-4 是抗平足蛋白抗体检测肠黏膜下淋巴管组织的免疫组化特异性结果。

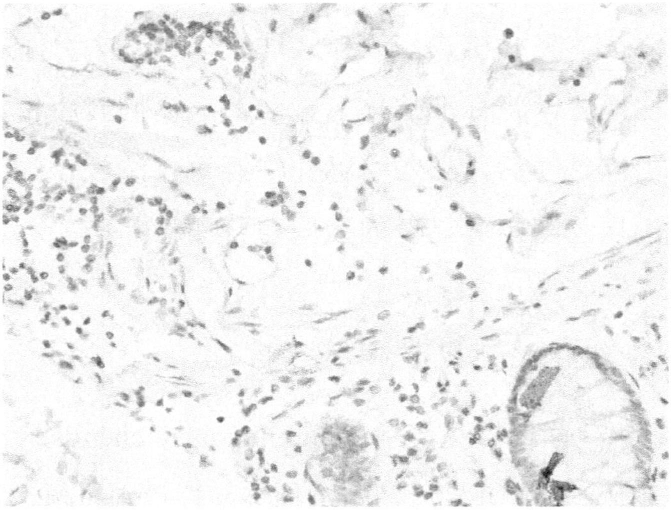

图 5-4 抗平足蛋白抗体检测肠黏膜下淋巴管组织的免疫组化特异性结果(400×)

3. 表面等离子体共振

表面等离子体共振(surface plasmon resonance，SPR)是基于介质交界面结合的生物大分子层改变表面光学性质的原理，设计的一种分子相互作用的检测技术。该技术用于免疫测定时，可以检测少量的抗原或抗体，无需标记步骤，且可以同时检测多个抗原或抗体，增加了检测的通量和简便性。通过对结合程度的实时检测，还可以观测大分子结合的动态过程，计算动力学参数。

在以 SPR 研究抗原抗体结合时，需要将其中一方固定于石英-金属界面芯片上，使另一方溶解于适当的缓冲液中以一定的流速通过芯片表面，仪器自动检测响应值的动态变化过程，根据测定值可以绘制结合-解离曲线并计算结合常数。

4. 石英晶体微天平

将石英晶体按特殊的切割方法制成石英晶体片，在两面镀上一层金或银作为电极。当交流电施加于石英电极的两面时，石英晶体就会产生周期性的形变振荡。当交流电的频率与晶体的固有频率一致时，共振作用使振幅达到最大。石英晶体表面沉积的物质能够改变晶体的质量，从而改变晶体的振荡频率，振荡频移与吸附的物质的量成正比。

若将石英压电晶体表面吸附上某些生物活性物质，如抗原、抗体等，将其置于与其相互作用的分子溶液或气体中，压电石英晶体表面形成复合物，通过检测压电石英晶体的共振频率变化，从而得到被结合物质的质量。这就是石英晶体微天平测定分子相互作用的理论基础。

5.3.2　抗体亲和力测定

抗原抗体反应的亲和力体现了抗原和抗体结合反应中的结合能力，亲和力的高低是由抗原分子的大小、抗体分子的结合位点与抗原决定簇之间立体构型的合适度决定的。维持抗原抗体复合物稳定的分子间力有氢键、疏水键、侧链相反电荷基团的库仑力、范德华力和空间斥力。亲和力一般以亲和常数 K 表示，K 的单位是 L/mol，通常 K 的范围在 10^8～10^{10} L/mol。

1. 亲和力的定义及数学表达

抗原抗体结合反应遵循热力学与动力学规则的可逆反应过程，

通常可达到平衡状态。单价抗原对单价抗体的结合反应可表示为

$$Ag+Ab \rightleftharpoons AgAb$$

式中，Ag 代表游离的抗原，Ab 代表游离的抗体，AgAb 代表抗原-抗体复合物，上式表示结合反应的动态平衡过程。当条件改变时，平衡可能被破坏并在新的位置重新建立。例如，降低抗原或抗体的浓度，体系不再处于平衡状态，就会有部分抗原抗体复合物解离，生成新的游离抗原和抗体，直至达到新的平衡。达到平衡反应体系的状态可用标准的化学反应平衡方程表达：

$$[Ag][Ab]/[AgAb]=Kd$$

$$[AgAb]/[Ag][Ab]=Ka$$

式中，[Ag]、[Ab]、[AgAb]分别代表游离抗原、游离抗体、抗原-抗体复合物的浓度，单位为 mol/L。Ka 代表抗原抗体反应的结合常数，Kd 代表抗原抗体反应的解离常数。从上式可以看出，结合常数单位是 L/mol，解离常数单位是 mol/L，结合常数与解离常数互为倒数。抗原抗体反应的亲和力可以同时用这两个参数表示，分别代表结合能力和解离能力的大小，其化学本质和数学模型是一样的。

2. 亲和力测定方法

亲和力测定的方法较多，目前常用的有 ELISA 法、Scatchard 分析法、竞争 ELISA 法、硫氰酸盐洗脱法及高效液相色谱法。

下面以本实验室使用的 ELISA 法进行简单介绍，该方法是目前较为常用的方法，通过包被不同浓度的抗原，加入按比例稀释的一抗，而后分别加入二抗、底物，在 450 nm 波长下测定吸光

度。利用 Origin 8.0 软件，选择相应模型绘制拟合曲线。根据各曲线的 IC_{50}，按照下列公示计算单抗的亲和力常数：

$$\mathrm{Ka} = \frac{n-1}{2\times\left(n[\mathrm{Ab}]_t - [\mathrm{Ab}]\right)}$$

式中，[Ab]表示抗原浓度为[Ag]时 IC_{50} 对应的抗体浓度；$[\mathrm{Ab}]_t$ 表示抗原浓度为 $[\mathrm{Ab}]_t$ 时 IC_{50} 对应的抗体浓度；$n=[\mathrm{Ag}]/[\mathrm{Ag}]_t$。

5.3.3 抗体稳定性测定

抗体分子的稳定性与一般的蛋白质的稳定性在原理和测定方法上基本一致，主要包括对温度、pH、反复冻融、化学试剂、长期存储及其他恶劣条件的抵抗性。它的决定因素一般与球蛋白内部稳定空间构象的次级键强度和协调性有关，还与抗体氨基酸序列上的蛋白酶切位点和特殊裂解位点有关。

杂交瘤细胞由于其遗传性状的不稳定性，容易发生突变、染色体丢失，从而不再分泌抗体，或抗体的特异性改变，这些情况在细胞株的长期传代或储存的情况下更为常见。避免这种情况的措施是定期对杂交瘤细胞做抗体分泌能力检测和克隆化，检测的主要指标有抗体效价、特异性、交叉反应及亲和动力学等。如图 5-5 所示，通过测定抗体的效价从而判断抗体的稳定性。从图中可以看出，随着天数的不断增加，单克隆细胞株分泌的抗体非常稳定，$OD_{450\ nm}$ 值保持在 2.5 左右。

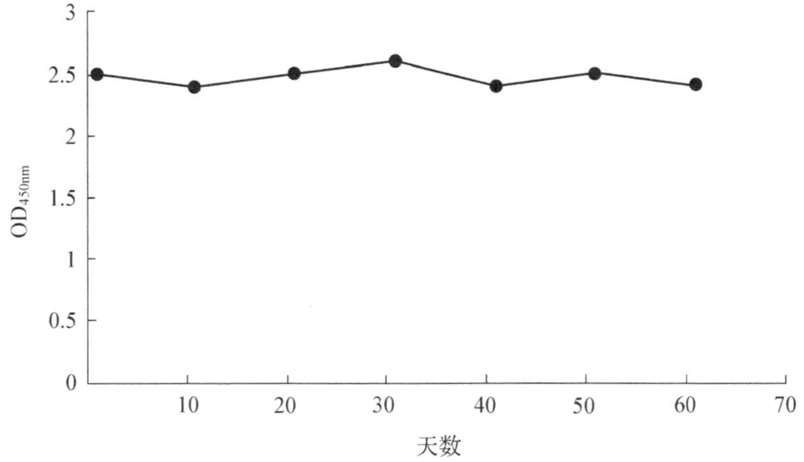

图 5-5 抗平足蛋白抗体的稳定性测试

5.4 抗体的检测

抗体纯化并鉴定后，可以保存并根据需要投入使用。抗体的用途很多，现在介绍一种常见的在免疫检测上的应用。

5.4.1 检测标准竞争曲线的绘制

根据优化的最佳的抗原、抗体使用浓度，通过间接竞争酶联免疫吸附测定(icELISA)法，建立检测的标准竞争曲线。以不同的标准品浓度为横坐标，纵坐标为每个浓度对应的 B/B0 的平均值。使用 Origin 8.0 软件绘制出标准曲线。图 5-6 为大田软海绵酸(OA)的检测结果，得到 IC_{50}=1.225 ng/mL，且在 IC_{20}～IC_{80} 具有较好的线性关系，能检测到 OA 最低浓度为 0.244 ng/mL。

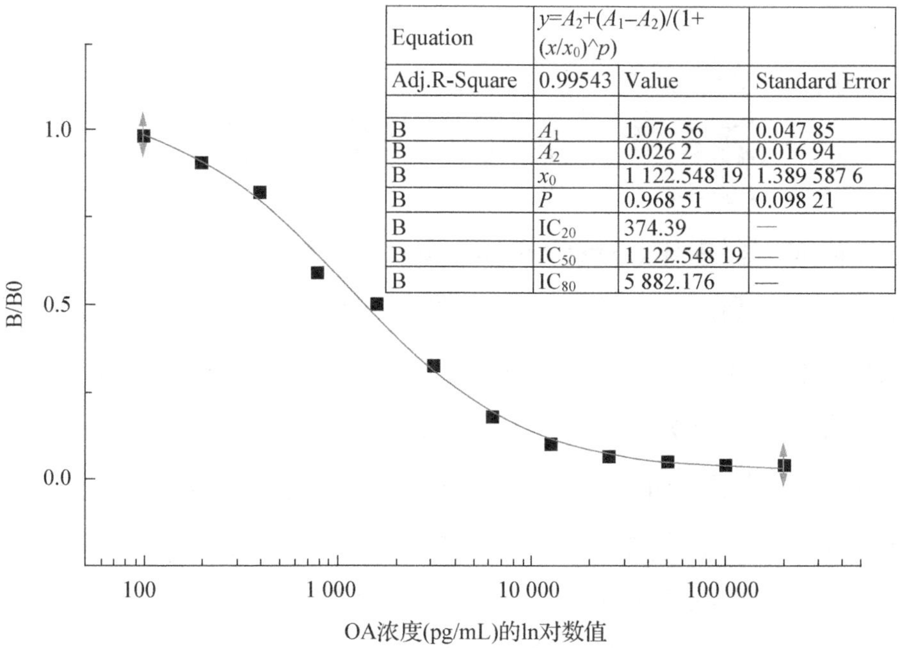

图 5-6　OA 间接竞争 ELISA 标准曲线

5.4.2　加标准样品检测

按照 40 ng/g、20 ng/g、10 ng/g、5 ng/g 的浓度将 OA 标准品加入匀浆中，通过 icELISA 法进行检测，同时也制作标准竞争检测曲线，根据曲线来检测其回收情况，每个浓度 3 组平行，检测结果表明，批内平均回收率为 84.04%，批间平均回收率为 82.95%。批内和批间的变异系数分别为 5.08%和 3.94%，表明此检测方法具有较高的重复性和稳定性，可以应用于实际样品的快速检测当中。

第 6 章　基因工程抗体的制备

基因工程抗体(genetically engineering antibody)，也称为重组抗体，是指利用基因重组技术，按不同需求对编码抗体的基因进行加工改造和重新装配，然后引入合适的受体细胞，从而表达生产出预期的抗体分子。基因工程抗体不仅可以对抗体的单区(H 链 V 区)、最小识别单位(CDR3)、Fv、Fab 进行改造，还可以对完整的抗体分子进行改造，这使鼠单克隆抗体的异源性大大降低，同时还可以根据需要将治疗或诊断用的药物及其他分子连接在抗体分子上，使单克隆抗体在科学研究和临床治疗领域具有重要的地位和广阔的应用前景。

基因工程抗体技术目标是减少鼠源成分，并且保留抗体的亲和力和特异性。应用基因工程技术，可对完整抗体及抗体片段进行改造。基因工程抗体具有多种优点：第一，使用基因工程技术改造，可使人体对抗体的排斥反应降低甚至消除；第二，基因工程抗体的分子量较小，更有利于穿透血管壁，最终进入病灶核心位置；第三，能够根据治疗需要，制备出新型抗体；第四，可采用原核、真核和植物细胞等表达方式，大量表达抗体分子，从而大大降低生产成本。

6.1　基因工程抗体的种类

基因工程抗体是继多克隆抗体和单克隆抗体之后的第三代抗

体，主要包括两部分：一是对已有的单克隆抗体进行改造，包括单克隆抗体的人源化（嵌合抗体、CDR 移植抗体）、小分子抗体（单链抗体、scFv 多聚体、Fab 抗体、Fv 抗体、二硫键稳定抗体、纳米抗体等）及一些特殊抗体（双特异性抗体、细胞内抗体、抗体融合蛋白）；二是通过抗体库的构建，使得抗体无须抗原免疫即可筛选并获得新的单克隆抗体。

6.1.1 人源化抗体

鼠源单克隆抗体作为异源性蛋白，在人体内可诱发人抗鼠抗体的生成（HAMA 反应），使得单抗在体内治疗应用明显滞后。为解决这一难题，人们设计了人源化抗体。在人源化抗体中，编码 V 区的基因序列来源于小鼠，而编码 C 区的基因来源于人。这种人源化的嵌合抗体用于人体所产生的 HAMA 反应比鼠源单抗明显减小；同时，人源的 C 区可更有效地介导人体内的一些免疫效应，如依赖于补体的细胞毒性作用（CDC）和抗体依赖的细胞介导的细胞毒性作用（ADCC）等。本节介绍嵌合抗体和 CDR 移植抗体两种人源化抗体技术。

1. 嵌合抗体

有研究者报道了抗半抗原磷酸胆碱的人鼠嵌合抗体的制备，并在哺乳动物细胞中得到成功表达。从杂交瘤细胞基因组中分离和鉴别出功能性的 V_L 和 V_H 分别与人的 C_L 和 C_H 相连后转入适当的载体中，然后再共转染骨髓瘤细胞使其表达和生产嵌合抗体（图 6-1）。目前已有超过 20 种嵌合抗体进入临床试验阶段，如已经通过 FDA 批准用于临床治疗的抗 CD3 嵌合抗体、抗 CD20 嵌合抗体等。嵌合抗体主要有 3 种应用形式：嵌合 IgG、嵌合 Fab 和嵌合 F(ab′)$_2$。

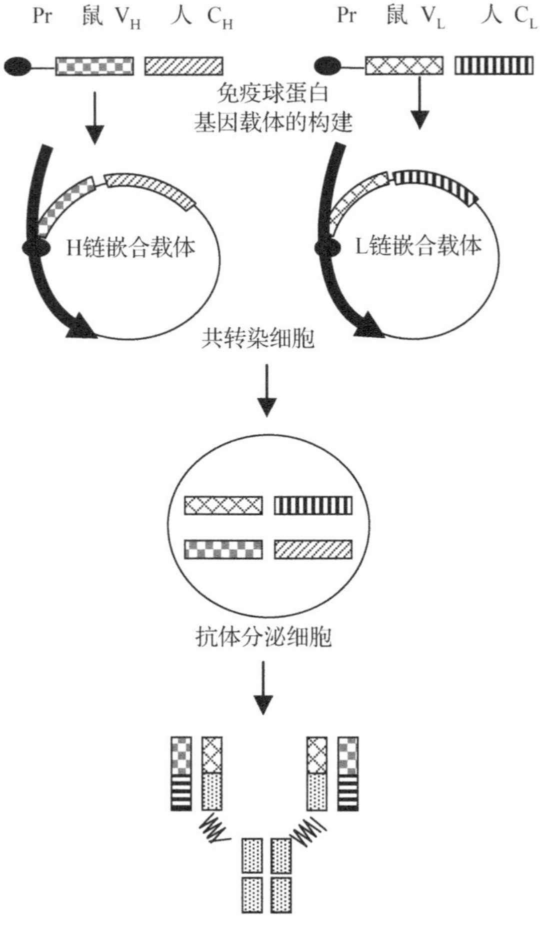

图 6-1 嵌合抗体的构建

(1) 嵌合 IgG 抗体

目前嵌合抗体的研究主要集中在嵌合 IgG 抗体方面，其构建的基本原理是从生产某种鼠源抗体的单克隆杂交瘤细胞中得到目的抗体 V 区基因，再与人的 C 区基因按一定方式重组并克隆到合适的表达载体中，然后转入受体细胞进行表达。在构建嵌合抗体时应根据不同目的选择不同的 C 区片段，这是因为不同类型的人抗体 C 区与补体和 Fc 相互作用的能力及引发细胞溶解的功能不尽相同。在体内免疫系统中，抗体的 Fc 段和效应细胞相互作用，发挥特异的生物学功能。

(2) 嵌合 Fab 和 $F(ab')_2$ 抗体

与大分子抗体相比，Fab 和 $F(ab')_2$ 嵌合抗体的最大优点就是渗透性好。Fab 嵌合抗体的制备原理是：将功能性抗体 L、H 链 V 区基因与人的 κ 链和 H 链 C_{H1} 进行重组，克隆到表达载体中构建成嵌合基因表达载体，再转入宿主细胞进行表达。1994 年第一个 Fab 嵌合抗体药物 ReoPro 被美国 FDA 批准上世。该药物上市以来治愈患者多达百万，是应用最成功的嵌合 Fab 抗体。为了改善治疗效果，人们把 Fab 抗体改造成嵌合 $F(ab')_2$ 抗体，这不仅使抗体的分子量有了很大的提高，而且其药代动力学也有所改善，取得了一定的治疗效果。

常用的构建嵌合 $F(ab')_2$ 抗体的方法有化学偶联法和重组末端修饰法。化学偶联法是利用化学偶联剂，如 *N*-琥珀酰-3-(2-吡啶二巯基)丙盐酸、邻苯二马来酰亚胺和二硫代硝基苯甲酸等，经过一系列的氧化还原反应将抗体片段 Fab′通过二硫键或醚键连接起来形成 $F(ab')_2$。重组末端修饰法也已经有成功的例子报道，研究者在 C_{H1} 的 C 端连上一个 $(CPP)_3$ 的基序，结果得到了比例高达 70%的 $F(ab')_2$。也有人将一定长度的肽链连接于 C_{H1} 的 C 端，或直接将 Fd 和轻链连接成 Fab′，并通过调节链的长度制得了 $F(ab')_2$。由于嵌合 Fab′抗体和嵌合 $F(ab')_2$ 抗体中没有 Fc 片段，不需要糖基化，因此不需要在哺乳动物细胞中表达。大肠杆菌表达系统生产成本低，操作简单，产物表达量高而且易分离纯化，因此很适合表达该种类型的抗体。

2. CDR 移植抗体

尽管嵌合抗体 Fc 片段是人源化的，但 V 区的鼠源性保守序列在一定程度上仍能诱发 HAMA，因此嵌合抗体不能彻底地消除鼠免疫原性，还需进一步对鼠源抗体的 V 区进行改造。抗体 V 区由 CDR 和骨架区组成。CDR 是抗体直接识别和结合抗原的区域，决定了抗体的特异性，而骨架区序列及其立体结构较为保守，是嵌合抗体诱发 HAMA 的主要原因，因此将鼠单克隆抗体 CDR 移植到人单克隆抗体的 V 区框架上。图 6-2 为 CDR 移植抗体设计流

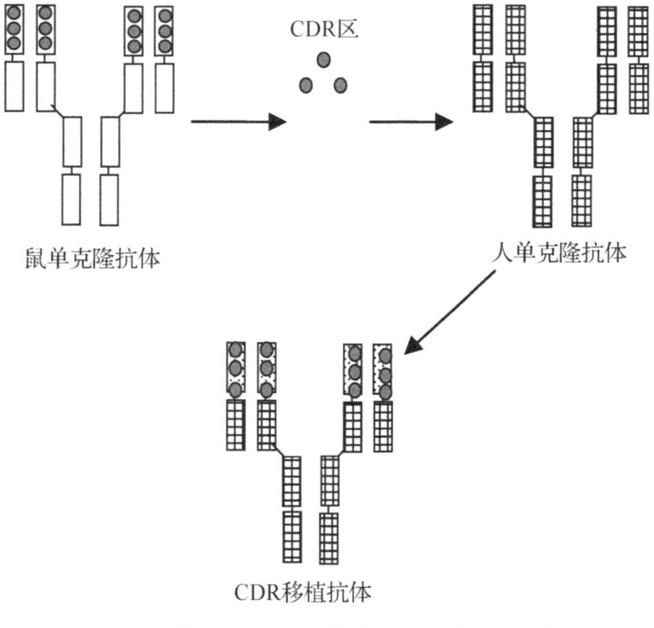

图 6-2　CDR 移植抗体设计流程

程图。这种将鼠单抗的 CDR 区移植到人单抗的骨架区组成的抗体就称为 CDR 移植抗体，也称为改型抗体。

6.1.2　小分子抗体

小分子抗体因其分子小、穿透性强、抗原性低、可在原核系统中表达、易于对其基因进行操作等优点而受到研究者的重视，并成为基因工程抗体的研究热点。常见的单价小分子抗体有 scFv、Fab、Fv、二硫键稳定的 Fv、单域抗体、超变区等。多价小分子抗体有双链抗体(diabody)、三链抗体(triabody)和微型抗体(minibody)等。

1. 单链抗体

用适当的寡核苷酸接头将 L 链和 H 链的 V 区连接起来，使之形成单一的多肽链，称为单链抗体(single chain Fv, scFv)。多肽链能自发折叠成天然构象，保持 Fv 的特异性和亲和力。scFv 中连接 DNA(linker DNA)的设计原则是 DNA 接头编码的氨基酸不干扰 V_H 和 V_L 的立体构象，并不妨碍抗原结合部位。氨基酸组成应具有较少的侧链，便于折叠和减少抗原性。一般由甘氨酸和丝氨酸组成$(Gly_4Ser)_n$，它的长度通常是 14 或 15 个氨基酸残基。scFv 的优点是分子量小、免疫原性弱、渗透力强，并可用于药物导向、中和毒素等。缺点是无抗体 C 区，不能介导抗体的其他生物学效应。

V_H 和 V_L 的拼接方法有两种，一种是将 linker 设计在表达载体上，两端各有限制性内切酶酶切位点供 V_H 和 V_L 的插入。另一种是重叠延伸拼接法(splicing by overlap extension, SOE)，是把linker的编码序列分别设计在扩增 V_H 和 V_L 的引物中，用PCR直接合成scFv基因。V_H 和 V_L 通过linker互补序列，互为引物及模板合成完整的scFv基因，再以两端的引物进行PCR扩增得到scFv基因产物。图6-3为通过SOE法构建scFv的示意图。

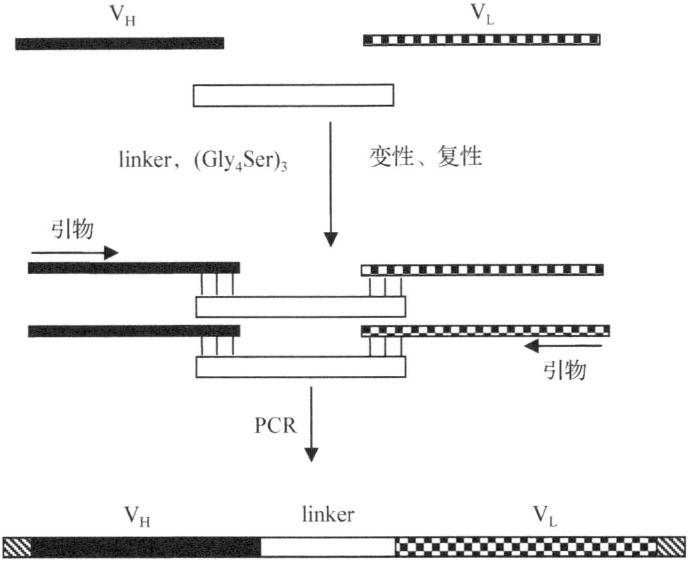

图 6-3 通过SOE法构建scFv

2. scFv多聚体

在scFv的基础上发展了结合性能良好的scFv多聚体diabodies、tribodies及tetribodies等，这些多聚体之间的转换依赖linker长度的变化。scFv的linker长度一般为15个氨基酸，如果linker的长度缩短为3～12个氨基酸，同一scFv分子的 V_H 与 V_L 区就不能正常相互配对，来自不同分子的 V_H 与 V_L 功能区配对形成一个二聚体，即 diabodies。当 linker 被进一步缩短为 0～2 个氨基酸时，V_H 的 C 端残基就直接与另一个 V_L 的 N 端残基相连，两个 scFv 分子先构成一个 diabodies，然后两端游离的 V_H、V_L 就可与第三个 scFv 分子构成一个三价的三聚体，即 tribodies。有研究表明，如果不使用 linker，则表达产物折叠后更易形成 tribodies，而不是 diabodies。

3. Fab 抗体

Fab 片段是由 H 链 Fd 段和完整 L 链通过二硫键形成的异二聚体，仅含一个抗原结合位点，大小为完整抗体的 1/3。用木瓜水解酶消化完整抗体可获得 2 个 Fab 片段。在 Fab 基因表达时，5′端带上细菌蛋白信号肽基因的 Fd 基因和 L 链基因，可在大肠杆菌细胞壁的周质腔内分泌型表达，形成完整的立体折叠。Fab 片段保持了亲本抗体的抗原结合特异性和生物学活性。Fd 基因片段和 L 链基因可以分别构建在两个载体上，然后共转染细胞，也可以构建在一个载体上转染细胞进行表达(图 6-4)。Fab 片段有中和毒素和病毒、封闭受体和药物的螯合作用，Fab 片段的免疫原性低，但半衰期也比完整抗体短得多。

4. Fv 抗体

Fv 是由 H 链和 L 链 V 区组成的单价小分子，分子量只有完整分子的 1/6，是与抗原结合的最小功能片段。Fv 抗体分子小、免疫原性弱、对实体瘤的穿透力强。可作为载体与药物、毒素等相结合，用于肿瘤的诊断和治疗。在 Fv 的基因工程技术中，可以

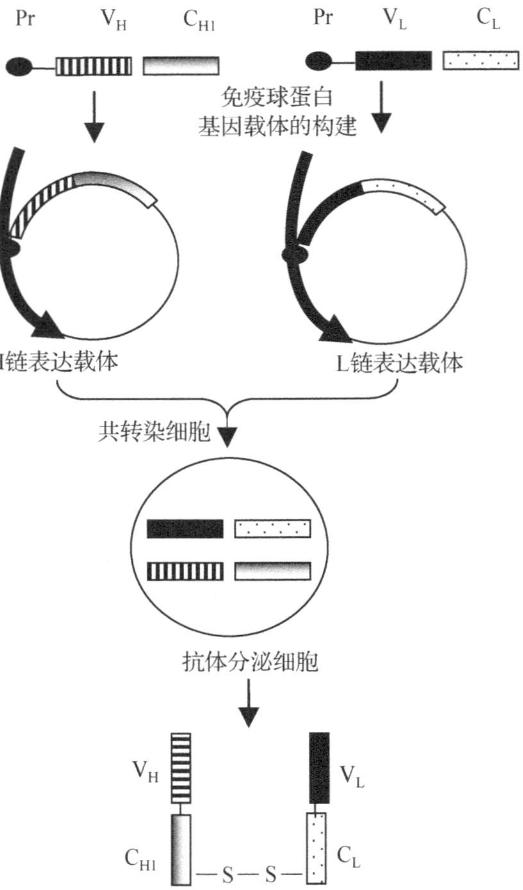

图 6-4 Fab 抗体分子的制备

分别构建含 V_H 和 V_L 基因的载体，共转染细胞，使之各自表达后组装成功能性 Fv 分子；或者载体中的 V_H 和 V_L 之间设置终止码，分别表达 2 个小分子片段。H 链和 L 链的 V 区可以非共价键结合在一起形成 Fv，并能保持特异结合抗原的能力。

5. 二硫键稳定抗体

二硫键稳定抗体（disulfied- stablized Fv，dsFv）是在 scFv 的基础上发展起来的一类新型基因工程抗体，它是将抗体 V_H 和 V_L 的各 1 个氨基酸残基突变为半胱氨酸，通过链间二硫键连接 V_H 和 V_L 可变区的抗体。通用的突变位点是重链的 44 位和轻链的 100 位或重链的 105 位和轻链的 43 位。dsFv 的优点是生化性质稳定，能够耐受环境条件的剧烈作用。自 1990 年报道构建 dsFv 以来，dsFv 及 dsFv-免疫毒素的研究得到了突飞猛进的发展。

6. 纳米抗体

只由一个 H 链 V 区组成的单域抗体被称为 VHH 抗体（variable domain of heavy chain of heavy-chain antibody, VHH），晶体结构直径 2.5 nm、长 4 nm，因此被称为纳米抗体。纳米抗体中没有 L 链的存在，CDRs 区也只有 3 个，比普通抗体少了一半。与普通抗体相比，纳米抗体具有更为广泛的抗原结合能力，从小分子的半抗原和肽，到大分子的蛋白质和病毒都能被纳米抗体识别和结合，甚至当靶蛋白的识别位点被紧密包裹在分子内部时，纳米抗体也可对其表位识别。

6.1.3　特殊基因工程抗体

在普通抗体的基础上可以通过基因工程等手段生产出一些自然界不存在的、有特殊功能的抗体，如双特异性抗体、细胞内抗体、抗体融合蛋白、分泌型抗体等。它们在肿瘤治疗、基础研究等领域发挥着重要作用。

1. 双特异性抗体

双特异性抗体（bispecific antibody, BsAb）是一类具有双功能的杂交分子。二价抗体中的 Fab 段具有不同特异性，能与不同的配体结合。BsAb 具有双特异性，具有许多特有的生物学特性。它可以同时与两种不同的抗原结合并使之交联，因而可介导标记物与靶抗原结合，或使某种效应因子定位于靶细胞，在介导肿瘤细胞的杀伤中有着广阔的应用前景。

2. 细胞内抗体

表达于细胞内和直接定位于亚细胞器的抗体分子被称为细胞内抗体，简称为内抗体(intrabodies)。细胞内抗体是应用基因重组技术在胞内对抗体基因进行修饰，如加核定位信号或胞浆定位信号，这样经表达有活性的抗体就会定位在细胞核、胞浆或某些细胞器，干扰或阻断靶抗原的活性及加工、分泌过程等。细胞内抗体有抑制细胞膜受体表达、灭活原癌基因蛋白产物、阻碍病毒复制等作用。

3. 抗体融合蛋白

由于小分子抗体易进行分子改造，故常用来与其他蛋白质融合而得到具有多种功能的融合蛋白。目前研制的抗体融合蛋白主要是将 Fv 段与其他生物活性蛋白质结合，利用抗体的特异性识别功能将生物活性物质引导到特定部位，进而发挥生物学功能。最常见的抗体融合蛋白有免疫毒素、免疫细胞因子和分泌型抗体等。

6.2 抗体基因库的构建

抗体库技术是近 20 年来新发明的一项技术，已成为抗体工程的前导工具。该技术属于基因工程抗体技术的范畴，即用基因克隆技术将某种动物的全套抗体 H 链和 L 链 V 区基因克隆出来，通过在大肠杆菌中直接表达有功能的抗体分子片段，进而筛选特异性的可变区基因。该技术的出现标志着抗体技术发生了质的飞跃，从细胞工程抗体发展到了基因工程抗体，即第三代抗体。

6.2.1　噬菌体抗体库的构建

噬菌体抗体库技术是指从人外周血、脾或骨髓淋巴细胞提取总 RNA，利用 RT-PCR 方法扩增抗体的全套 V 区基因，通过噬菌体表面展示技术，把抗体 Fab 段或 scFv 表达在噬菌体表面，构建人源抗体库。噬菌体抗体将基因型和表型统一于一体，将选择能力和扩增能力偶联起来，具有强大的筛选能力，能够在体外模拟体内的抗体生成过程，使抗体工程技术进入了一个新的时代。

1. 噬菌体抗体的表达载体

用于噬菌体抗体表达的载体包括噬菌体载体和噬菌粒(phagemid)。将抗体片段基因与野生型噬菌体 gIII的 5′端连接，可表达与 PIII的 N 端融合的抗体片段分子，呈现在噬菌体的表面。噬菌粒是含噬菌体基因间隔区的质粒载体，本身不含噬菌体蛋白编码基因，在导入大肠杆菌后不产生子代噬菌体。当用辅助噬菌体感染时，辅助噬菌体编码的噬菌体蛋白，可将单链噬菌粒 DNA 包装成噬菌体病毒颗粒释放出来，其外壳蛋白呈现抗体分子片段。

2. 噬菌体抗体库的构建

小分子抗体(抗体 Fab 和 scFv 等)均可在噬菌体中表达，并呈现在噬菌体表面。在 scFv 表达时，利用 PCR 技术和连接肽链

(linker)，可将 L 链和 H 链的 V 区基因随机重组在一起，再克隆到载体中去表达 scFv 抗体分子片段，并呈现在噬菌体表面以利于筛选。将特异性抗原固相化，用文库的噬菌体与其反应，经过洗涤、洗脱、收获和纯化等步骤获得特异性噬菌体抗体。

噬菌体单链抗体库的构建示意图如图 6-5 所示，从特定抗原免疫过的小鼠脾脏细胞提取 RNA，将其反转录成 cDNA，再利用鼠源抗体的通用引物 PCR 扩增 V_H、V_L 基因，产物经电泳检测发现大小在 300～500 bp，证明成功获得目的基因。再通过 SOE-PCR 将 V_H、V_L 和 linker 连接起来，组装成 scFv。图 6-6 的 PCR 扩增产物约 750 bp，为目的产物 scFv 基因。最后将其克隆到载体中，转化宿主菌，即得到噬菌体单链抗体库。

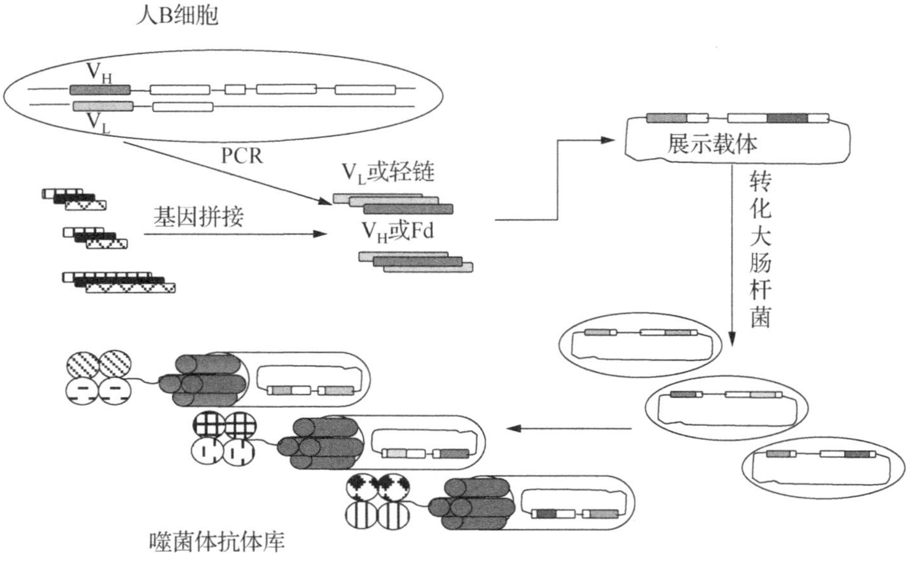

图 6-5　噬菌体抗体库的构建示意图

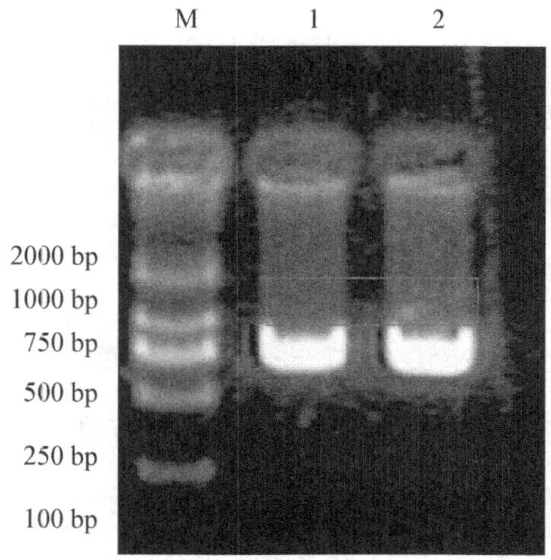

图 6-6　scFv 基因的组装

泳道 M：DL2000 Marker；泳道 1、2：scFv 基因的 PCR 产物

6.2.2　半合成抗体库的构建

抗原决定簇的识别结合位点，主要由抗体 V_H 基因 3 个 CDR 区和 V_L 构成。其中 CDR1 和 CDR2 所形成的空间结构变化较少，二者共组成 7 套立体环状结构，而 CDR3 则由 30 种 D 片段、6 种 J 片段及 N 区的重排组合，显示出长度、序列、空间结构的高度可变性，因而成为抗原结合位点的中心。

构建半合成抗体库的基本路线是：根据抗体基因的多样性主要来自于免疫球蛋白胚系基因片段，将免疫球蛋白胚系 V、D、J 等基因片段通过 PCR 法扩增基因组 V 段基因，从 Fd 基因制备含有不同长度随机化 CDR3 的 FR3-CDR3-J-Cκ 片段，然后用重叠 PCR 法构建 Fd 库，与人轻链基因库组合构建成半合成抗体库。在完整单链抗体的 6 个 CDR 区中，H 链和 L 链的 CDR3 区处于抗原与结合部位的核心位置，其序列的多样性对于保证抗体库的质量相当重要，因此对二者同时进行随机化设计显得尤其重要。另外，在体内抗体基因 V、D、J 片段发生重排时，不同的拼接方式增加了抗体基因序列的多样性。

6.2.3 全合成抗体库的构建

全合成抗体库构建策略与半合成抗体库的区别主要在于骨架序列的选择和 CDR 区的随机化设计两个方面。在目前的合成库构建策略中，骨架序列的选择可以采用单骨架或者多个骨架，在单骨架的选择上一般采用某种胚系基因或特定目的基因。全合成法的基本路线是：以人抗体序列为骨架，以鼠抗体的 CDR 置换人抗体的 CDR，将整个可变区序列的两条链分解成若干片段，并使相邻的片段具有彼此互补的黏性末端。合成所有 DNA 片段，每组片段分别退火，然后逐组连接成完整的 V 区基因，插入质粒中，即可用于构建和表达改型抗体。

6.2.4 天然抗体库的构建

天然抗体库的抗体基因来源于未经免疫的个体。通过两步或三步克隆法及 PCR 扩增法可获得天然抗体库。在两步法中，先扩增 L 链基因连入噬菌体展示载体，而由于 H 链基因可变区含有更多的多样性，因此第二步再将扩增得到的 H 链基因直接克隆到含有 L 链库的载体中。在三步法中，分别扩增得到 L、H 链库后，连入两个载体，再将 L、H 链基因库组合构成完整的抗体库。另外一种构建抗体库的方法是 PCR 扩增。分别扩增得到 L、H 链基因后，再通过随后的 PCR 步骤将它们连接起来，然后克隆到载体中。

抗体库技术的出现是抗体工程领域的重大技术突破。噬菌体抗体实现了抗体基因型和表型、抗体的扩增能力和高效筛选的有机统一，为在体外模拟体内抗体亲和力的成熟过程奠定了基础。噬菌体抗体库技术的出现使得不经免疫而在体外筛选和制备人源抗体成为可能。它不仅能够生产具有识别功能人源性的 scFv、Fab、双特异性抗体、微型抗体等，而且能够筛选和生产具有催化和切割功能的人抗体酶，这些形态不同、功能各异的人抗体为人类疾病的诊断和治疗带来了希望。

6.3　抗体的筛选与鉴定

从噬菌体抗体库中获得高亲和力的特异性抗体，首先要做的就是应用合适的筛选方法对噬菌体抗体库进行筛选，筛选方法的选择和优化对该项技术有至关重要的作用。近年来，噬菌体抗体库的筛选方法层出不穷，各种方法都得到了很大发展。用来筛选的靶分子更是多种多样，有单一靶抗原分子，也有复合靶抗原分子，还有完整的细胞或组织，甚至用整个生物体进行筛选等，复杂程度也在不断增加。针对某一具体抗原，可以根据此抗原的性质及需要筛选的抗体的功能特性，灵活地选择合适的筛选方法。

6.3.1　抗体库的筛选方法

抗体库的筛选方法从大的方面分为两种，即经典筛选法和新型筛选法。经典方法主要有固相淘筛法和液相淘筛法两种。抗体库的新型筛选方法很多，包括细胞淘筛法、组织或体内淘筛法、选择感染筛选法、蛋白质芯片筛选法等。

1. 固相淘选法

最早的办法是用酶标板包被抗原，后经改进利用抗原管可显著增加包被抗原的面积，增加抗原抗体接触的机会。通常是将纯化的抗原包被到酶标板或免疫试管等固相介质上或将其交联制备成亲和层析柱来进行筛选。然后通过数次“吸附—洗涤—洗脱—扩增”的过程，可使特异的噬菌体得到上千倍的富集。图 6-7 为噬菌体抗体库固相淘选流程图。采用固相筛选噬菌体抗体库，可通过递减包被抗原浓度来提高抗体亲和力。另外，在洗脱过程中通过改变洗脱条件，以及延长洗脱时间或增加洗脱次数，也可获得高亲和力抗体。

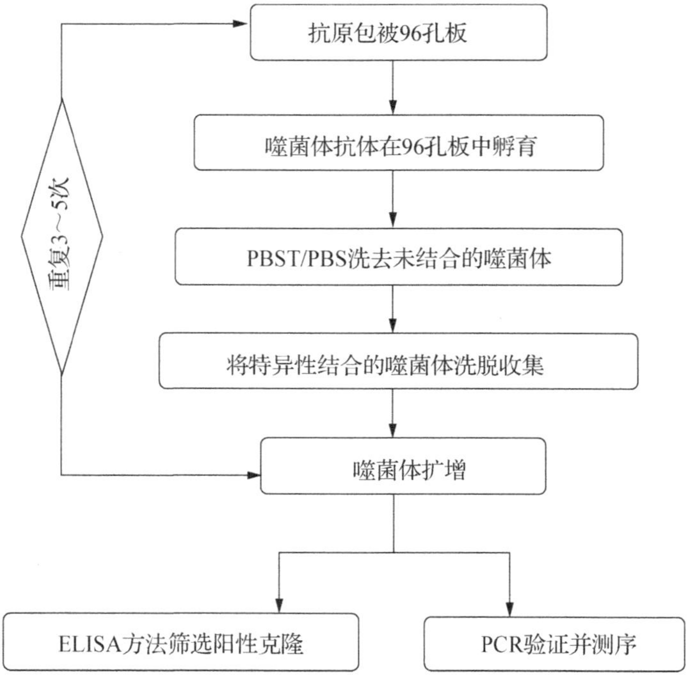

图 6-7 噬菌体抗体库固相淘选流程图

2. 液相淘选法

液相富集是利用亲和素偶联的磁珠或琼脂糖来分离与生物素化抗原结合的展示抗体。筛选的一般过程是：先将抗原与生物素相连，再将其固定在包被有链亲和素的磁珠上，然后对噬菌体抗体库进行筛选。或者将生物素化的抗原在液体反应体系中先与噬菌体抗体库相互作用，然后加入偶联有链亲和素的磁珠，富集能与抗原结合的噬菌体抗体。

液相淘筛法的筛选效率高，增加了噬菌体颗粒与抗原广泛接触的概率；可以克服固相介质包被抗原时引起的构象改变问题，同时也易分离到抗链亲和素的噬菌体抗体。可根据抗体库的库容、抗原相对分子质量及纯度等对筛选体系进行灵活调整；一定程度上可以预先确定所期望筛到抗体的亲和力。

3. 细胞淘选法

经典筛选技术只适于筛选目的抗体所针对抗原的性质明确且可获得纯品的抗体。对于无法提纯或抗原性质不确定的抗原，采用传统的筛选方法会使抗原失活，如某些膜蛋白等。细胞筛选方法主要包括扣除筛选、内化筛选、竞争筛选等。

扣除筛选是指在将阳性细胞与待筛选库相互作用之前，先用阴性细胞结合抗体库，目的是为了扣除阳性细胞非特异结合的噬菌体抗体。或者用阳性细胞正向筛选后，再用阴性细胞做反向吸附。这种方法可用于筛选获得一些难以分离纯化或未知的细胞表面分子的抗体，并利用筛选得到的抗体进一步寻找肿瘤细胞表面未知抗原和特异性标志。内化筛选的方法是：首先用抗原阴性细胞对抗体库进行扣除筛选，再将扣除后的抗体库与抗原阳性细胞进行孵育，使特异性抗体内化入细胞，然后再洗去与细胞膜抗原结合的噬菌体抗体并裂解细胞来释放细胞内抗体，裂解液中的特异性噬菌体感染细菌进行扩增，并由此进入下一轮筛选。另外还有竞争筛选，目前主要有两种回收方法可用于竞争筛选：荧光激活细胞分离法(fluorescently-actvated cell sorting，FACS)和免疫磁性细胞分离法(immolunomagnetic cell separation method)。

4. 组织或体内淘选法

该方法是将标记低剂量放射性物质的噬菌体抗体库直接静脉注入动物体内，然后收集动物体内的靶器官或组织，用低 pH 的甘氨酸洗脱特异结合的噬菌体，并感染大肠杆菌后进行可溶性表达，表达产物与相应的靶器官组织切片再进行免疫检测，以获得具有亲和力的特异性抗体。

5. 选择感染筛选法

传统的筛选方法，重组噬菌体中会有野生型 PIII 蛋白存在，因此特异性和非特异性的噬菌体都可进入宿主菌增殖。而选择感染筛选法只有特异性的噬菌体才能感染宿主菌并扩增，非特异性噬菌体则不能。噬菌体感染 *E. coli* 细胞是通过 F pilus(伞毛)介导噬菌体外壳 PIII 蛋白 N 端参与噬菌体穿过细胞膜同 F pilus 的结合。选择性感染噬菌体筛选方法的基本原理是把其中之一用特定的多肽或蛋白质替代使噬菌体丧失感染能力，再通过这些多肽或蛋白质与其配基结合，恢复其感染能力。这样，只有特异性的噬菌体可以通过配体配基结合恢复感染能力，进入宿主细胞增殖。

6. 蛋白质芯片筛选法

蛋白质芯片又称为蛋白质微阵列(protein microarray)，是一种高通量的蛋白质功能分析技术，具有平行、快速、自动化监测和识别蛋白质的功能。它用于构建蛋白质表达谱、进行抗原-抗体筛选、药物靶点筛选、蛋白质-蛋白质相互作用筛选等。它是在一个基因芯片大小的载体上，点布高密度不同种类的蛋白质，然后再用标记荧光染料的已知抗体或配体与待测样本中的抗体或配体一起竞争结合芯片上的蛋白质，在扫描仪上读出荧光强度，计算机分析计算出待测样本结果，在此基础上可发展到对各种蛋白质、抗体及配体的检测。

7. 基于膜的筛选

膜筛选的基本方法是：抗原包被硝酸纤维素膜，噬菌体感染宿主菌平板，将处理过的硝酸纤维素膜覆盖在平板上，用标记过的抗原与膜孵育显示目标抗体，同时用其他抗原孵育检测交叉反应，对照平板相应位置挑取目的克隆。

6.3.2 抗体特性的鉴定

经过几轮的淘选，目的克隆得到富集。然后进行 2～4 轮的筛选挑选出高特异性、高亲和力的克隆。之后进行抗体的性质鉴定，包括抗体特异性、灵敏度和亲和力等的鉴定。

1. 抗体特异性鉴定

为了检测筛选获得的抗短裸甲藻毒素 1(BTX-1)单链抗体的

特异性，将几种毒素标准品溶液稀释成不同浓度，其中有短裸甲藻毒素(BTX-1)、大田软海绵酸(OA)、软骨藻酸(DA)和河豚毒素(TTX)标准品溶液。利用以上 4 种毒素标品溶液进行 icELISA，检测筛选到的抗 BTX-1 单链抗体的特异性。结果如图 6-8 所示，该单链抗体不会与其他毒素产生交叉反应，说明抗体的特异性强。

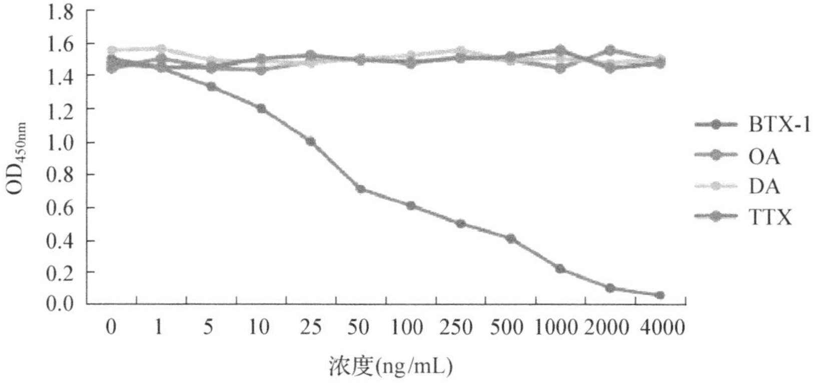

图 6-8 抗 BTX-1 单链抗体特异性分析

2. 抗体灵敏度鉴定

制备的抗体需要测定其灵敏度，一般用半抑制浓度(或称为半抑制率)来测定，即 IC_{50}。间接 icELISA 标准曲线是一个 S 形曲线(图 6-9)，在 icELISA 中，用蛋白质与毒素交联的完全抗原包被 96 孔酶标板，不添加小分子毒素的对照孔的 OD 值为 B0，添加了小分子毒素孔的 OD 值为 B。(B/B0)%称为结合率，在结合率为 50%时所对应的抑制物质的浓度称为 IC_{50}。一般 IC_{50} 的数值越小，则抗体的灵敏度越强。图 6-9 为抗 BTX-1 单链抗体 icELISA 标准曲线。

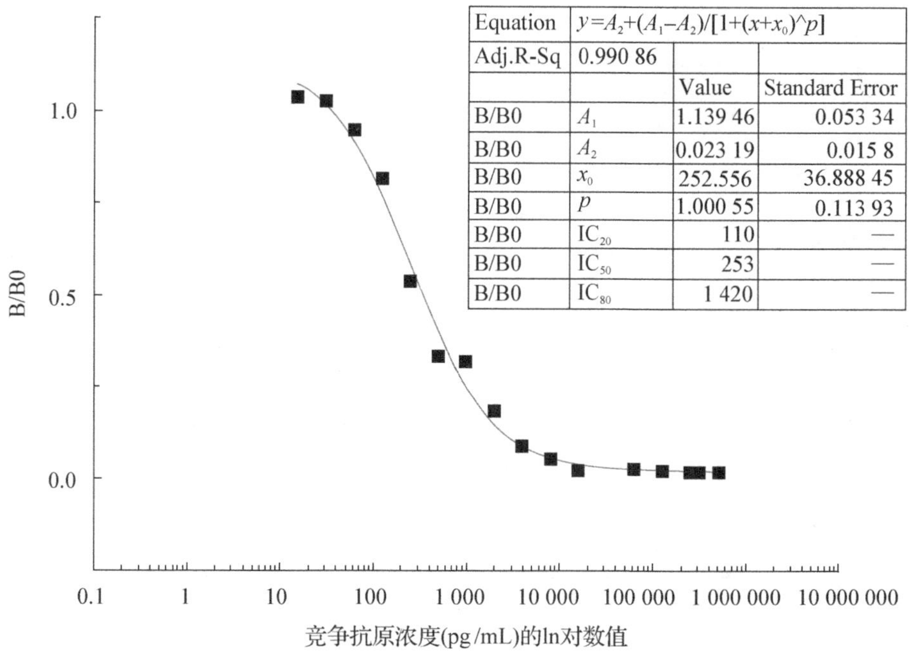

Equation	$y=A_2+(A_1-A_2)/[1+(x+x_0)\hat{}p]$		
Adj.R-Sq	0.990 86		
		Value	Standard Error
B/B0	A_1	1.139 46	0.053 34
B/B0	A_2	0.023 19	0.015 8
B/B0	x_0	252.556	36.888 45
B/B0	p	1.000 55	0.113 93
B/B0	IC_{20}	110	—
B/B0	IC_{50}	253	—
B/B0	IC_{80}	1 420	—

图 6-9　抗 BTX-1 单链抗体 icELISA 标准曲线

3. 抗体亲和力鉴定

抗体的亲和力反映了抗体与抗原之间结合能力的强弱，亲和力越高，表示抗体结合抗原能力越强。在本研究中，用 iELISA 法进行抗体亲和力的测定，然后用 Origin 8.0 软件进行分析测定，得到如图 6-10 所示曲线。最后得出抗体的亲和力常数，用 Kaff 表示，Kaff 的单位是 L/mol。通常认为抗体亲和常数在 10^5～10^7 L/mol，为低亲和力抗体，在 10^7～10^{12} L/mol，为具有高亲和力的抗体。图 6-10 所示测得抗体的亲和力为 Kaff=2×10^8 L/mol，是个亲和力较高的抗体。

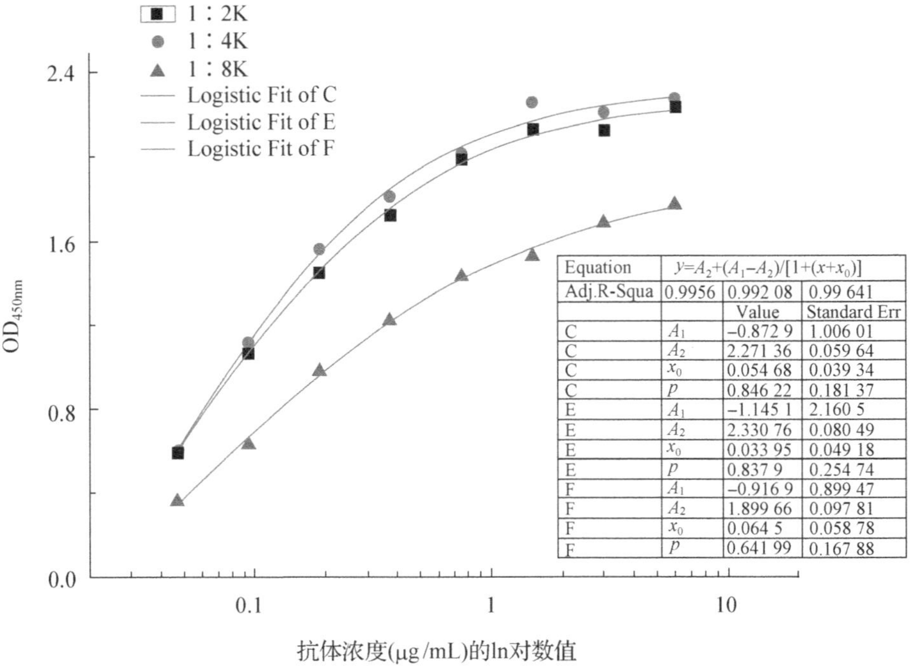

Equation	$y=A_2+(A_1-A_2)/[1+(x+x_0)]$		
Adj.R-Squa	0.9956	0.992 08	0.99 641
		Value	Standard Err
C	A_1	–0.872 9	1.006 01
C	A_2	2.271 36	0.059 64
C	x_0	0.054 68	0.039 34
C	p	0.846 22	0.181 37
E	A_1	–1.145 1	2.160 5
E	A_2	2.330 76	0.080 49
E	x_0	0.033 95	0.049 18
E	p	0.837 9	0.254 74
F	A_1	–0.916 9	0.899 47
F	A_2	1.899 66	0.097 81
F	x_0	0.064 5	0.058 78
F	p	0.641 99	0.167 88

图 6-10　抗体亲和力的测定

6.3.3　筛选效率的检测

由于筛选过程可能出现大量的非特异性结合或者阳性克隆的筛出率不高等问题，因此每一轮筛选都需要进行检测，以证实筛选的有效性。这可从 3 个测试的结果中得到答案。①感染的噬菌体数(转化数，trans-formingunit)：它随筛选轮数的增加而增加，如果不增加也并不表示筛选失败。②抗体基因插入载体的频率：由于噬菌体表达的一个突出问题是外源基因的部分或全部丢失，因此有必要用 PCR 检测被洗脱的噬菌体感染的宿主单克隆。高比例的丢失率意味着筛选的低效率。③亲和性：随机选择一些被洗脱的噬菌体感染的宿主单克隆，用 ELISA 鉴定洗脱噬菌体的亲和性。这一检测主要用于后几轮的筛选，并可作为筛选结束的判定依据，当大多数的克隆均呈高亲和力的阳性反应，便可结束筛选。

第 7 章　抗体的改造

抗体在医学、生物学、免疫学等诸多学科中发挥了巨大的作用。抗体可用于分析抗原的细微结构、检验抗原抗体未知的结构关系，还可用于分离、纯化特定分子抗原，甚至可用于临床疾病的诊断和治疗等。单克隆抗体具有高度的特异性和均一性，又能够大量制备，因而得到广泛的利用。但在生物研究和临床疾病的治疗中却遇到了一定的困难，如异源性鼠抗体在人体内产生 HAMA 反应；鼠单抗对人体是异源蛋白，在体内很快被产生免疫应答等。随着基因工程技术的发展，人们开始对鼠源单抗的基因进行种种改造，包括亲和力成熟、稳定性提高、人源化改造等。

7.1　抗体亲和力成熟

单克隆抗体的问世解决了多克隆抗体特异性不高及不均一的难题；基因工程抗体解决了单克隆抗体的鼠源性问题，而组合抗体库的出现甚至可以避开制备单克隆抗体的壁垒，用建库及亲和筛选代替冗长的动物免疫、杂交瘤细胞的制备及抗体稳定性的维持。然而初次筛选的抗体遇到的共性问题，就是抗体亲和力偏低，这将成为抗体工程实际应用中的一大难题。本节将对抗体亲和力成熟的方法进行介绍。

7.1.1　抗体亲和力成熟过程

抗体亲和力表示抗体与抗原结合能力的大小。在免疫过程中，再次应答所产生抗体的平均亲和力高于初次免疫应答，这种现象被称为抗体亲和力成熟(antibody affinity maturation)。抗体在体内的成熟是在抗原的反复刺激下，经过体细胞突变和特定的 B 细胞的选择性增殖过程而实现的。而抗体的体外成熟则是通过在体外模拟抗体的体内成熟过程，以达到在体外方便、快速地改善抗体生物活性的目的。

7.1.2　体内抗体亲和力成熟的策略

在体内编码抗体轻重链的多个胚系基因片段的随机重排，就能产生超过 10^6 种组合，随机组合的多样性又被随后的可变性更多地放大，这是抗体亲和力成熟的分子基础。机体初次接受抗原的刺激后在外周生发中心发生体细胞高频突变，进一步的克隆选择使得亲和力高的克隆被保留下来，其中一部分分化成记忆细胞。当记忆细胞被抗原再次刺激时，其分泌的抗体亲和力上升，高亲和力抗体被再次选择分化为浆细胞和记忆细胞。机体免疫应答中抗体亲和力随时间延长而增强，这就是体内抗体亲和力成熟的表现。

天然 B 细胞库所产生的抗体一般亲和力较低，不足以对机体提供有效的保护，只有经过抗原多次刺激和选择，其亲和力才逐渐增加。体内抗体亲和力成熟主要是通过以下几种途径来实现的。

1. 抗体基因重排

这种多样性是抗体亲和力成熟的分子基础。机体内存在一个数量巨大的B细胞克隆库，能够通过表达在膜表面的膜Ig分子识别不同的抗原。膜Ig分子与抗原多次的相互作用，使分泌高亲和力抗体的B细胞克隆选择性激活并进一步增殖分化，从而导致抗体亲和力的提高。

2. 体细胞突变

活化B细胞、重链和轻链的V区基因可发生高频率的点突变，被称为体细胞高频突变(somatic hypermutation)。突变后产生的各种B细胞克隆，亲和力各不相同。然后在中央细胞阶段，经过滤泡树突状细胞(FDC)捕获抗原的选择，使表达高亲和力的B细胞免于凋亡。其总体结果是，只有突变后亲和力升高的克隆易于被抗原所选择并进一步增殖分化，免疫过程中所产生的抗体亲和力才会越来越高。

3. 免疫记忆

在机体初次接触抗原产生免疫应答的过程中，有相当一部分数量的B细胞克隆最终保留了下来，成为免疫记忆细胞。记忆B细胞也存在着以上的突变过程，从而使其膜Ig分子的亲和力提高。当抗原再次刺激机体时，具有高亲和力膜Ig分子记忆性B细胞就能够迅速与抗原发生相互作用，诱导机体免疫应答。

7.1.3 体外抗体亲和力成熟的策略

随着人类对体内抗体亲和力成熟研究的逐步深入，体外抗体亲和力成熟研究逐渐成为研究重点。体外抗体亲和力成熟属于体外功能蛋白质分子进化的范畴，是模拟体内抗体亲和力成熟的方式。体外抗体亲和力成熟主要是在抗体 CDR 区基因中引入突变，采用各种突变策略模拟体内的高频突变，基于大容量抗体库的构建和筛选技术得到高亲和力的基因工程抗体。最简单的方法是通过随机突变，也称为点突变，模拟体内的体细胞超突变。另外，还可以使用链置换(chain shuffling)、DNA 改组(DNA shuffling)、易错 PCR(error prone PCR)、致突变大肠杆菌(*E. coli* mutator cells)、CDR 区重组等。

1. 点突变

点突变是人们基于对体细胞突变原理的认识，模拟体内体细胞突变而设计的一种体外抗体亲和力成熟的策略。它包括定向诱导突变和随机诱导突变。定向诱导突变适合于对基因及其表达产物的信息了解得较为透彻的对象，它能够准确地实现目的抗体的分子进化，并且能够获得相关的重要研究信息。随机诱导突变则通过引进随机的碱基替换，进而筛选理想的突变体。通常采用易错 PCR(error prone PCR)可方便地引进突变。这种方法的关键在于如何选择合适的突变频率。一般有益突变的频率很低，绝大多数突变是有害的。如果突变频率太高，则几乎无法筛选到有益突变；突变频率也不能太低，否则，未发生任何突变的野生型将成为突变群体的优势类型，也很难筛选到理想的突变体。图 7-1 就是我们通过点突变获得的突变体和野生型序列对比的结果。

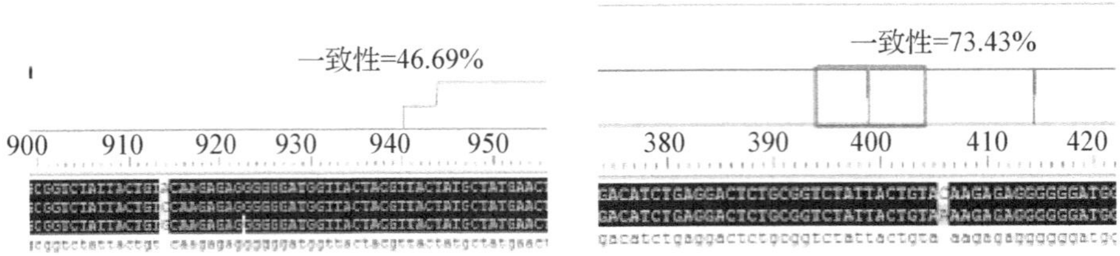

图 7-1　不同突变点重组载体的序列分析
(左右两边的序列都有一个点发生了突变)

2. 链置换

链置换(chain shuffling)是一种非常简便的抗体体外亲和力成熟技术。依据抗体 V 区随机配对的原理，将抗体的一条链保持不变，替换另一条链，筛选高亲和力的抗体分子。例如，已知某一抗体具有某种抗原亲和活性，将其一条链不变，提供对特定抗原的特异性，将另一条链构建次级抗体库，从中筛选理想的另一条链与其搭配，这样就增加了抗体的多样性和筛选得到高亲和力抗体的机会，重复进行链置换和亲和力筛选将产生高亲和力的抗体。

3. CDR 区重组

抗体是一类具有独特结构的蛋白质分子，它的 C 区高度保守，在 V 区中，只有与抗原结合密切相关的 CDR 区呈现出高度的变异性，而其他部位也是相对保守的。近年来，人们提出只对抗体的 CDR 区进行重点突变的策略来改造抗体的亲和力，收到了良好的效果。目前应用 CDR-walking 的方法，已将多个抗体的亲和力提高了数百倍。人们在研究中进一步发现，在抗体 L 链、H 链的 6 个 CDR 区中，并不是所有的 CDR 区重组都能够获得更高亲和力的抗体，而是仅有其中的几个对抗体分子进化较为重要。尤其是 CDR3 区的重组对提高抗体的亲和力起决定性作用，这也从一个侧面印证了这个区域在体内抗体基因片段的重排过程中属于热点区域。图 7-2 是我们对单链抗体 CDR3 改造的思路图，我们以抗黄绿青霉素 CIT 的 scFv 为例，分别对抗体的重链可变区和轻链可变区的 CDR3 区域引入定点突变或随机突变，以期获得亲和力更高、特异性强的抗体分子。

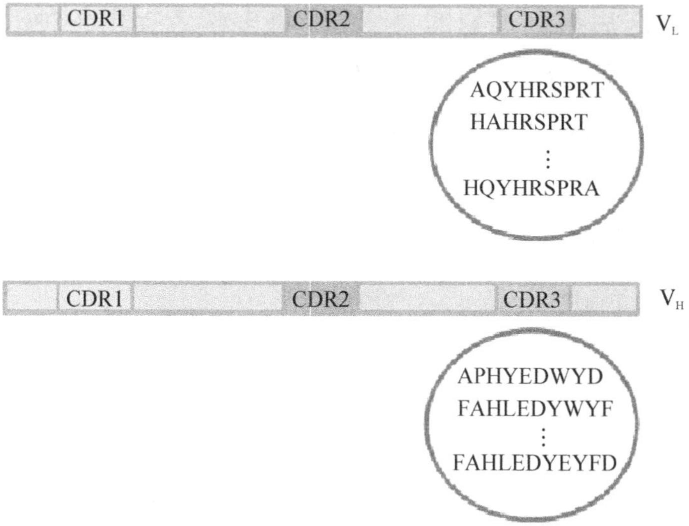

图 7-2　抗 CIT 的 scFv 不同 CDR3 区域改造示意图

4. DNA 改组

DNA 改组（DNA shuffling）基于随机突变的原理，获得较大容量的功能蛋白质突变体库，再结合相应的快速富集筛选方法对突变体进行筛选，最终得到进化的功能蛋白质分子。DNA shuffling 的具体方法是将 2 个或 2 个以上的具有同源性的基因作为亲本基因混合，用 DNase Ⅰ 处理，经变性形成一系列随机切割的小 DNA 片段；在无引物的情况下，进行类似 PCR 的循环，这些 DNA 片段互相作为引物和模板进行链的延长；随着循环数的增加，逐渐组装成全长基因，用基因两侧的引物扩增全长基因，构建成突变基因库；克隆并筛选出有意义的突变体；得到的突变体可以再次作为亲本基因库进行第二轮 shuffling。

最初的 DNA 改组是在随机诱变的基础上发展起来的，经多次改组、筛选后得到理想的突变体。许多学者提出各种改进方法，使 DNA shuffling 技术更加多样化，在不同需求的引导下发展出了一些各具特色的新方法。图 7-3 是 DNA 改组过程示意图。

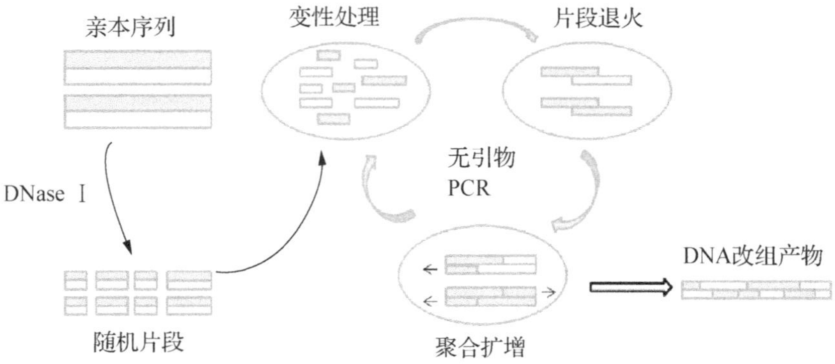

图 7-3　DNA 改组示意图

5. 易错 PCR

所谓易错 PCR（error prone PCR）是指在体外扩增基因时使用适当条件，使扩增的基因出现一定频率的碱基误配，引起突变。易错 PCR 的关键是控制 DNA 的突变频率。对于每一 DNA 序列来说，合理的碱基突变数是 1～3 个。增加突变频率可以通过在每一轮 PCR 反应过程中使用缺乏校正功能的 DNA 聚合酶、改变 dNTP 的浓度、适度提高二价阳离子的浓度（$[Mn^{2+}]$，$[Mg^{2+}]$）来实现，最后通过多轮 PCR 过程使得每一轮的突变被累积起来，导致错配的突变频率积累。这是引入随机突变的非常简单有效的方法。图 7-4 是我们对单链抗体进行易错 PCR 的 PCR 电泳结果，图 7-5 是易错 PCR 后通过测序证明碱基发生了突变。

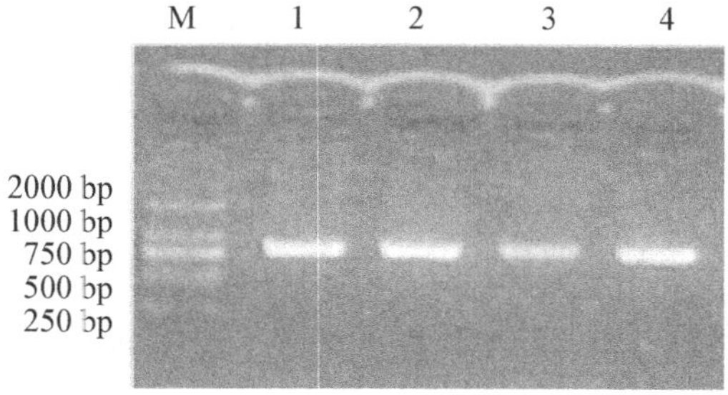

图 7-4　易错 PCR 凝胶电泳

M 表示 DL2000 Marker；1、2、3、4 分别表示易错 PCR 后的 4 个泳道的产物

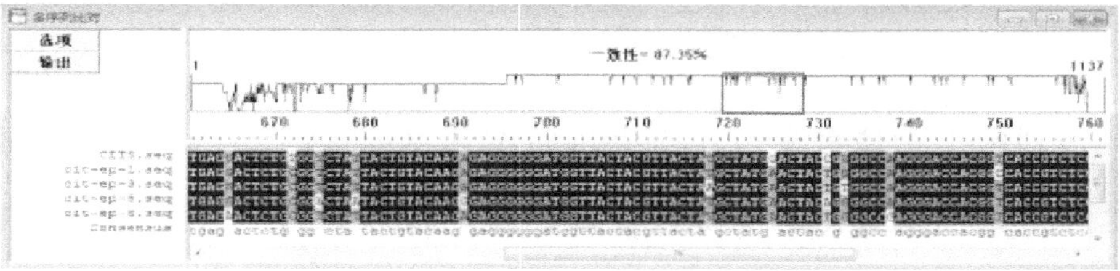

图 7-5　PCR 测序验证

6. 致突变大肠杆菌

野生型大肠杆菌突变率非常低，大多是在 DNA 复制过程中存有缺陷。大肠杆菌 mutD5 突变频率通常是野生型的 10^4 倍或者更高，是致突变大肠杆菌菌株中突变频率最高的之一。校正修复

缺陷和复制后错配修复缺陷导致此大肠杆菌株高于其他菌株的突变率。突变的类型有95%是碱基的置换，5%是单个碱基的缺失。

7. 过渡模板随机嵌合生长

过渡模板随机嵌合生长(random chimeragenesis on transient templates，RACHITT)技术是改进的基因家族重组技术。它不包括热循环、链转移或交错延伸反应，而是将随机切割的基因片段杂交到一个临时DNA模板上进行排序、修剪、空隙填补和连接。其中的悬垂切割步骤使短片段得以重组，明显提高了重组频率。

8. 体外随机引发重组

体外随机引发重组(random-priming *in vitro* recombination，RPR)是利用一套随机序列引物，产生与模板不同位置互补的短DNA片段库。然后进行类似于DNA改组的全长基因装配反应，获得多样性文库。

9. 利用生物信息学技术建立模型

利用生物信息学方法研究抗原抗体序列特征，并从已有的数据库中分别找到与之同源性较高、质量较好的晶体结构。接着利用同源建模技术以晶体结构为基础构建抗原表位的三维结构。然后，利用分子力学技术，先后通过最陡下降法和共轭沉降法两步对预测到的抗原表位和抗体结构进行优化。接着，通过分子对接技术将优化后的抗原表位与目标抗体结构进行蛋白质-蛋白质分子对接，优选出最好的结合方式，从而增大抗原抗体间相互作用，提高抗体对抗原的亲和力。

7.1.4　体外亲和力成熟实例

基于前期的实验结果表明，通过噬菌体展示淘选获得的抗 CIT 单链抗体亲和力较低，无法用于 CIT 毒素的样品检测。为此，对抗 CIT 的 scFv 进行体外分子进化是必然的，以期获得高亲和力的抗 CIT 的 scFv 突变体。我们以筛选的抗 CIT 毒素的 scFv 基因为模板，通过易错 PCR 构建了一个库容量为 2.0×10^8 PFU 的噬菌体抗体文库，并通过生物淘选获得了 1 株高亲和力的突变株。

1. scFv 突变体分析

通过实验我们成功筛选到多株不同突变位点的 scFv 突变体，根据初筛的结果发现，有 5 株突变体的亲和力和特异性都较好。我们选取其中一株亲和力最高的突变体 scFv-5A10 进行后续研究工作，通过测序比对后，我们发现有 2 个核苷酸发生突变，即在 H-CDR 上发生了 P 到 A 的氨基酸突变，在 L-FR1 中发生了 T 到 G 的氨基酸突变(图 7-6)。

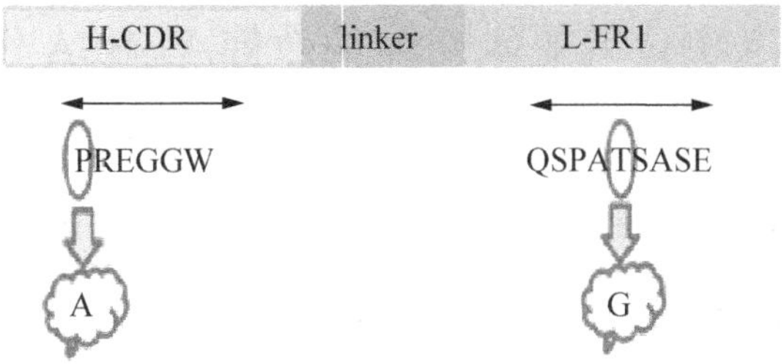

图 7-6　不同位点突变结果示意图

2. 突变体蛋白的表达与纯化

分别将含有 scFv 突变体基因的重组质粒和对照载体转化大

肠杆菌 BL21 菌株，转接到含有抗生素的新鲜的 LB 锥形瓶中，进行 IPTG 诱导表达，镍柱纯化后的抗体蛋白进行 SDS-PAGE 分析。如图 7-7 所示，结果显示蛋白质大小与理论推测值相符合，可直接用于后续的 ELISA 检测。

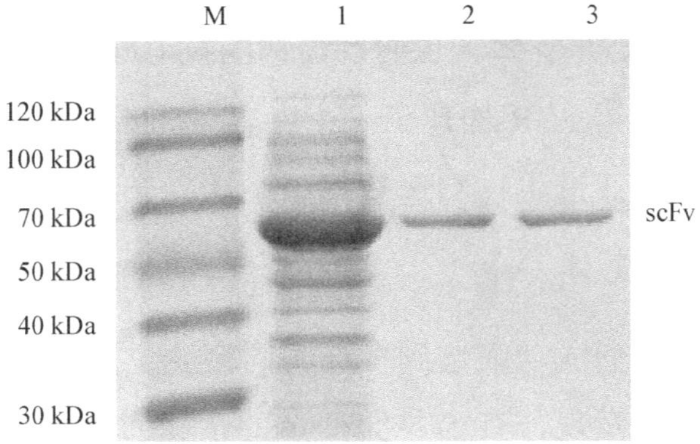

图 7-7　突变 scFv 表达纯化后的 SDS-PAGE 分析

泳道 M：中分子量蛋白 Marker；泳道 1：scFv 突变菌株表达总蛋白；泳道 2、3：通过 Ni^{2+}纯化的 scFv 蛋白

3. 突变体蛋白的 ELISA 测定

采用 ELISA 测定突变体 scFv 的效价，以 BSA 作为空白对照，突变前的 scFv 蛋白作为野生型对照。ELISA 检测结果如图 7-8 所示，与野生型 scFv 抗体相比，这株 scFv-5A10 突变体的亲和力得到明显提高，表明这两个位点的氨基酸突变后对抗原抗体反应影响很大，是“热点”氨基酸。研究结果也表明，大部分突变后的单链抗体是没有活性的，只有少部分突变体能够提高抗体的亲和力。

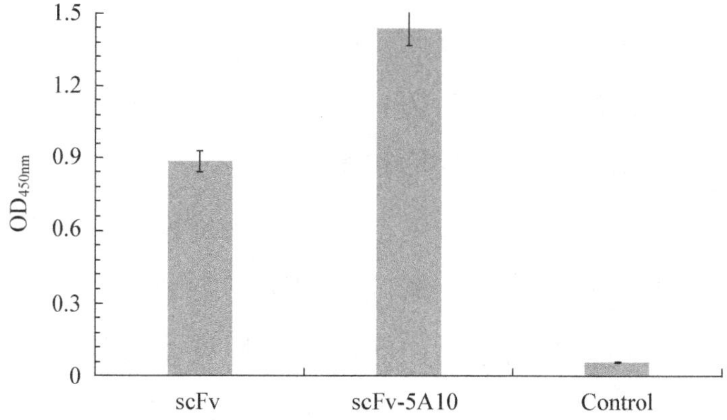

图 7-8　抗 CIT 单链抗体突变体的亲和力分析

scFv：野生型；scFv-5A10：突变体；Control：空白对照

7.2　抗体稳定性改造

抗体一般由较小的可变区(Fv)和一个较大的恒定区(Fc)组成。Fc 片段是激活补体的功能区，作用是稳定抗体。Fv(25 kDa)位于抗体的氨基端，是由抗体 V_H 和 V_L 形成的异二聚体，为抗原特异性结合区。在抗体的实际应用中，如在一些疾病的治疗过程中需要抗体具有较强的膜穿透力时，这种具有抗原特异性结合活性的小分子 Fv 片段则是我们所期望的。但是缺乏 Fc 片段的 Fv 通常不稳定，会很快解离成 V_H 和 V_L，造成 Fv 功能的完全丧失。随着结构生物学、生物信息学等的发展，人们能够制备出具有稳定功能的重组 Fv，如可用链间二硫键、柔性的链内或链间连接肽，得到的重组 Fv 通常能够完全保持亲本抗体的特异性和亲和力。

7.2.1　单链抗体

单链抗体(single chain Fv，scFv)是将抗体 V_H 和 V_L 基因通过

一短肽链连接后融合表达出来的抗体片段。单链抗体的基本结构为 V_L-接头-V_H 或 V_H-接头-V_L。接头的设计较为关键，应有足够的长度保持抗体分子的灵活性和稳定性，不干扰 scFv 分子的空间构象和自由折叠。在大多数情况下，单链抗体中的连接肽对抗体的亲和力和稳定性几乎没有影响，但可影响通过复性产生功能抗体的产量，特别是在连接肽中存在疏水性氨基酸的情况下。许多单链抗体可以保持亲本抗体的特异性，并与亲本抗体或单价的Fab抗体具有相近的亲和力。

7.2.2　二硫键稳定的 Fv（dsFv）

Fv 段是抗体分子中保留抗原结合部位的小功能片段，它由 V_L 和 V_H 组成，两者以非共价键结合在一起。通过将 V_L 和 V_H 转送到大肠杆菌周质腔，可获得有功能的 Fv 段。在 Fab 段，C_L 和 C_{H1} 之间有一个二硫键，使抗原结合部位的结构极为稳定，而在 Fv 段，H 链和 L 链 V 区是由非共价键结合在一起，在浓度较低时有解离的倾向，且极不稳定。欲获得稳定的 Fv 段，需设法将两个 V 区比较稳定地结合在一起。在许多情况下，scFv 和 scFv 融合蛋白稳定性都比较好，但在大规模生产、临床等实际应用中，它们就显得稳定性不够，需要对其进行进一步改造，生产出更为稳定的重组 Fv 片段。同时一些 scFv 由于连接肽接触 V_H 和 V_L 的结构域，导致亲和力下降，从而限制了应用。

二硫键稳定的 Fv（disulfide-stablilized Fv, dsFv）与 scFv 不同，它不是通过连接肽将抗体 H 链、L 链 V 区基因连接起来，而是通过位于它们结构中保守的框架区之间的二硫键连接起来的。这个二硫键不会影响 Fv 的结构及抗原与抗体的结合。因此，dsFv 的特异性和亲和力不会下降。

7.2.3　双价 dsFv

dsFv 与全抗体相比，虽然稳定性大体相当，但 dsFv 为单价，而全抗体为多价。在大多数应用中，重组 Fv 抗体为双价或多价的较好，因为双价或多价的结合不仅可以大幅提高亲和力，还可介导抗原内化。由于二硫键稳定 Fv 超出其他稳定策略，因此人们还发展了制备双价 dsFv(dsFv2)及其融合蛋白的方法。

Fv 段两个链之间的二硫键可设计在 CDR 区，也可设计在骨架区。由于 CDR 涉及抗原结合，需了解 Fv 段的立体结构才能确定正确的引入二硫键的部位。在远离 CDR 区结构较保守的骨架区设计二硫键，可应用于不同的抗体分子，具备通用性。

7.2.4　变型 Fv

为了进一步提高 scFv 的稳定性并同时保证亲和力不下降，研究者提出了变型抗体 Fv(permutated Fv，pFv)的方案。该方法通过已有 scFv 的空间构象，分析抗体 H 链、L 链 V 区 CDR 所在位置。定义与 CDR 相对一侧，L 链、H 链抗体构象环区最相近的两段(分别来自 L 链、H 链)为基环(base loop)，按照基环的空间构象特征，使 L 链、H 链 V 区基因在基环特定残基处的酰胺键断裂，形成 4 段游离的片段，通过连接剂(connector)将游离的片段连接起来，构建变型抗体 Fv(图 7-9)。

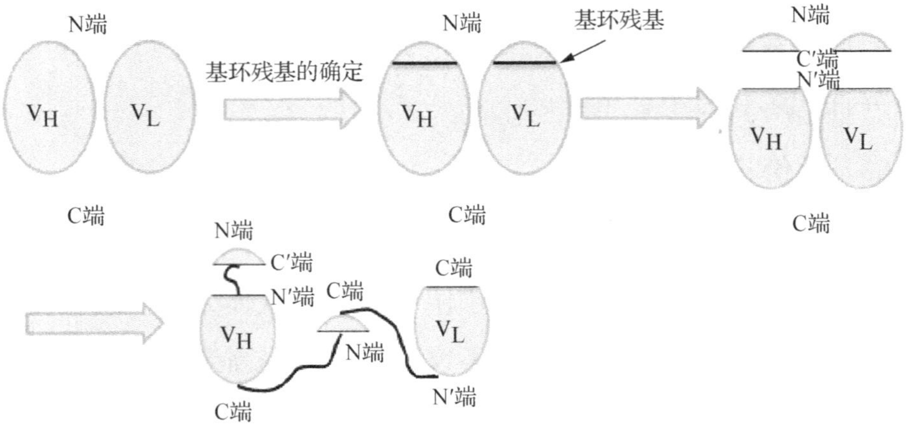

图 7-9　变型抗体 Fv 的构建过程

7.3　抗体人源化改造

鼠源抗体人源化改造主要经历了 3 个阶段：第一代抗体人源化改造是将鼠抗体(图 7-10A)的可变区和人抗体的恒定区组装成嵌合抗体，这两部分在空间结构上相对独立，所以其特异性和亲和力保持得很好。但由于鼠源抗体可变区的存在，应用时仍有较强的 HAMA 反应。第二代抗体人源化改造是在嵌合抗体基础上进一步减少鼠源成分，仅保留鼠抗体 CDR 区，其余全部替换成人抗体相应部分，这种改型抗体的人源成分达 90%，即通常所指的人源化抗体，又被称为 CDR 移植抗体或改型抗体；第三代抗体人源化改造是利用噬菌体抗体库技术，通过链更替将鼠单抗 Fab 片段转换成完全人源性抗体，这种形式的抗体具有 100%的人抗体序列，属于抗体人源化的最理想方式。

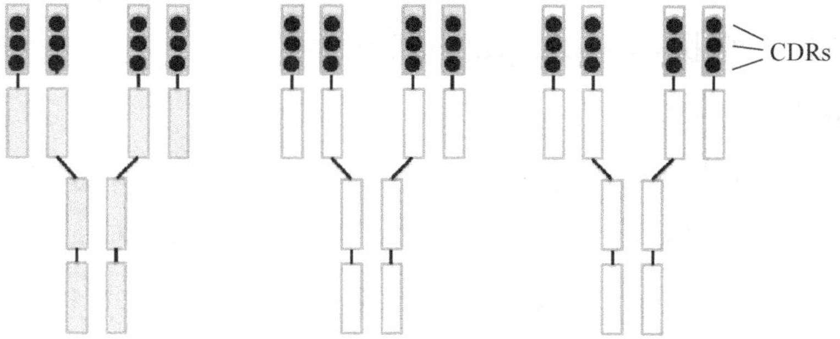

图 7-10　鼠源、嵌合、人源化 Ig G 分子示意图

抗体人源化改造中，应遵循两个基本原则：①保持抗体的亲和力和特异性；②降低或基本消除抗体的免疫原性。下面分别介绍抗体改造的 3 种形式。

7.3.1　嵌合抗体

嵌合抗体是抗体基因重组产物，由于抗体的特异性取决于其 V 区，而 C 区占整个抗体分子量的 3/4 以上，因此抗体的免疫原性主要来自于 C 区。嵌合抗体将鼠源单抗的 V 区与人免疫球蛋白的 C 区结合组装成新的抗体(图 7-10B)，可大幅度降低 HAMA 反应又不会影响抗体特异性。

7.3.2　CDR 移植抗体

嵌合抗体没有完全解决鼠单抗的 HAMA 反应问题。由于鼠源性抗体 V 区中的 FR 仍残留一定的免疫原性，这种抗体还远非真正的人源化抗体，有些还能产生很强的排斥反应。为减少鼠源成分，人们进一步用人的 FR 替代鼠 FR，形成更为完全的人源化抗体，即除了 3 个 CDR 是鼠源的外，其余全部是人源结构，又被称为 CDR 移植抗体(CDR-grafted antibody)或改型抗体(reshaped antibody)(图 7-10C)。

近年来人们利用抗体基因库，通过计算机技术对抗体分子的立体结构进行模拟分析，并鉴定出一些与抗原结合位点关系密切的鼠单抗 FR 上的氨基酸残基。在此基础上，发展了多种第二代 CDR 移植人源化抗体的构建策略，主要有：①模板替换，使用与鼠对应部分有较大同源性的人 FR 替换鼠 FR；②表面重塑，对鼠 CDR 和 FR 表面残基进行修饰或重塑，使其类似于人抗体 CDR 的轮廓或人 FR 的型式；③补偿变换，对起关键作用的残基进行改变，以补偿完全的 CDR 移植；④定位保留，人源化单抗以人 FR 保守序列为模板，但保留了鼠源单抗可变区中参与抗原结合的氨基酸残基，包括 CDR 和 FR 中的一些关键残基。

7.3.3 SDR 移植抗体

特异决定区(specificity determining residue，SDR)移植抗体是将异源抗体中与抗原结合密切相关的 SDR 等少数残基移植到人抗体相应位置上，进一步降低了抗体的异源性。通过这种方法，使人源化抗体潜在的免疫原性降至最低。

SDR 移植后产生的人抗体比非人源化成分大幅减少。SDR 和 CDR 移植过程都要求筛选最合适的人源框架作为模板，并且确定这个框架区的残基是保持抗原结合区结构的关键残基。人抗体的框架区序列主要来自于人模板。比较目标框架区和模板抗体的序列，只要发现目的抗体的任何关键残基与人模板相关残基不同，就可将目的抗体上该关键残基整合到模板上，来最终设计人抗体。

7.3.4　噬菌体抗体库构建人源化抗体

噬菌体抗体库技术是将噬菌体展示与抗体人源化技术相结合，即把抗体序列与噬菌体编码序列连接起来，在噬菌体中表达、形成融合蛋白，该技术能够利用抗体基因获得各种人源化抗体，而免去了单克隆抗体复杂的制备过程。其核心技术噬菌体展示技术能够迅速、快捷地获得完全人源化的抗体。但是，所获得的抗体还存在一定不足，需要后期进一步研究和改进。

7.3.5　完全人源化抗体

完全人源化抗体，又称为全人抗体，是治疗性抗体的发展趋势。随着抗体人源化技术的发展，目前生产全人抗体的方法已比较成熟，主要包括抗体库技术和转基因小鼠。

抗体库技术的发展使得在体外不经免疫就可获得抗体。经典的抗体库都是通过噬菌体外壳蛋白 PⅢ和 PⅧ融合 scFv 的形式展示于噬菌体表面，然后通过多轮抗原淘选获得完全人源化的 scFv。另外有一种改进的方法可以使 scFv 的筛选完全在体外完成。该技术从 scFv 基因文库开始，在非细胞系统转录基因中不插入终止子，形成一个 RNA-ribosome-scFv 复合体，以类似噬菌体库的筛选方式得到特异结合靶分子的复合物之后，分离 RNA 并进行 PCR 扩增，扩增的同时还能引入突变，刺激亲和力成熟过程并获得包含更高亲和力的次级抗体库。

在转基因动物方面，生产人抗体有几种不同的方法。该领域的进展有所谓“转染色体小鼠”的产生等。这种小鼠携带有人微小染色体，它是从人 14 及 2 号染色体上分离的，含有全部人抗体重、轻链胚系基因簇的染色体片段。这种携带人微小染色体的小鼠能够提供几乎完全相同的人免疫球蛋白基因环境，并在鼠体内精确地重现人抗体的产生过程。

目前的技术使嵌合抗体和人抗体的生产成为可能，它们不仅具有较长的半衰期、低免疫原性，还能与天然效应因子相互作用。将来通过噬菌体抗体库和转人抗体基因小鼠技术制备的人单抗，有望被应用于治疗一系列免疫和感染性疾病。

第 8 章　抗体表达与纯化

随着免疫球蛋白结构和遗传机制研究得逐渐深入，人们利用基因工程的手段对抗体分子进行定向遗传改造，以期改变抗体的特性并获得更好的新型抗体分子。目前，人们已经成功构建了各种可溶性抗体表达系统，以便能在体外快速方便地获得可溶性强、活性高的重组抗体分子。

重组抗体可用细菌、酵母、昆虫或哺乳动物细胞表达系统来表达。然而每种表达系统各有优缺点，我们可以根据不同的需要对表达系统进行有效选择。原核系统操作技术简单成熟，并且成本较低，但是无法对外源真核蛋白质进行正确折叠和分泌，导致目的蛋白在细胞质中形成包涵体。哺乳动物细胞内质网中有高级的蛋白质折叠及糖基化系统，可使抗体在结构和活性上最大限度地接近杂交瘤抗体，因此常用来表达全抗体。酵母表达系统兼有大肠杆菌和哺乳动物细胞的部分优点，它的表达体系比大肠杆菌高级，但又比哺乳动物细胞容易操作。昆虫表达系统具有与哺乳动物细胞类似的部分优点，生产成本较低，表达效率更高，比哺乳动物表达系统更适合大规模生产。

8.1　抗体的融合表达

抗体的融合表达是指采用重组 DNA 技术在基因水平上将两种蛋白质或蛋白质的结构域的编码区首尾连接在一起，表达产生的一种新的融合蛋白质，并保持了两种蛋白质各自的活性，这种新型的人工蛋白具有极高的应用价值和很好的发展前景，目前已广泛应用于许多领域的研究中。根据目的蛋白与Ig不同片段相连，可将其分为两大类：一类为Fab(Fv)融合蛋白，另一类为Fc融合蛋白。

8.1.1 融合表达载体

为了提高蛋白质产物的活性使目的产物便于纯化，往往需要在表达载体上插入一些基因序列，使之与目的基因一起表达为融合蛋白。由于胞内的折叠组装能力有限，外源基因在大肠杆菌中过表达时容易形成包涵体。信号肽可以使融合蛋白分泌到细胞周质或细胞外，因此，信号肽融合表达就有效地解决了这一问题。一些纯化标签的融合表达可以简化外源蛋白的纯化工艺。此外，在纯化标签与目的蛋白之间融合剪切酶可以在纯化操作中利用标签的自剪直接得到目的蛋白。

1. 原核表达载体

在各种表达系统中，最早采用的是原核表达系统，也是目前最为成熟的表达系统。大肠杆菌系统由于具有培养操作简单、繁殖快、价格低廉、表达水平高、遗传背景清楚等优点，成为最受欢迎的抗体表达系统之一。原核生物缺乏真核生物蛋白质的加工与修饰系统，在高水平表达时，目的蛋白容易形成包涵体。常见的原核表达载体有 pET 系列表达载体、pGEX 系列表达载体和 pACYC 系列表达载体等。

2. 真核生物表达载体

真核生物表达系统更易于表达来自高等生物的外源基因，常用的真核生物表达系统主要包括真菌、酵母、昆虫和哺乳类细胞等。酵母作为单细胞低等真核生物，具有原核生物易培养、繁殖快、便于基因操作等优点，又具有高等生物糖基化的功能，能够表达部分糖蛋白，且这些表达产物可以分泌表达，易于工业化生产。很多在大肠杆菌表达系统以包涵体形式表达的抗体在酵母表达系统中可表达为可溶性分子。常见的真核表达载体有 pPIC 系列表达载体、pCDNA 系列表达载体等。

3. 昆虫表达载体

昆虫表达系统可以成功地表达多种真核基因，表达产物构象与天然产物接近，可进行磷酸化、糖基化、酰基化等其他翻译后修饰。昆虫表达系统的糖基化位点与哺乳动物细胞相同，只是在合成的寡糖链长短上存在某些差异。昆虫细胞可以利用信号肽将外源蛋白分泌到胞外，还能进行有效的蛋白质翻译后加工和修饰，因此表达蛋白的生物学特性与天然蛋白十分相似。根据外源基因携带媒介的不同，昆虫表达系统分为两类，以重组杆状病毒为载体的昆虫表达系统和基于稳定转化的昆虫表达系统。常见的昆虫表达载体有 pOET 系列表达载体、pUAST 系列表达载体及 pIEX 系列表达载体等。

8.1.2　融合表达标签

有一些亲和标签通过与抗体基因融合表达，极大地改善了融合抗体分子的可溶性。但是，在这些所应用的亲和标签中，没有一个在蛋白质可溶性表达中是通用的。虽然融合方式的真正作用机制尚不清楚，但是近几年关于融合表达提高蛋白质可溶性的报道却越来越多。在某些情况下，这些亲和标签还具有双重功能，既能帮助蛋白质可溶性表达，也有助于提高蛋白质的纯化效率。此外，这些亲和标签也可以与常用的 His6 组氨酸标签结合，不仅增加了蛋白质的可溶性，也赋予蛋白质两个亲和标签，有利于蛋白质纯化。

1. 常见的融合表达标签

常见的亲和标签有麦芽糖结合蛋白(MBP)、氮利用底物 A(NusA)、硫氧还原蛋白(TRX)和谷胱甘肽-*S*-转移酶(GST)。MBP 和 GST 除了能够增加蛋白质可溶性以外，还可以作为亲和层析标签有助于蛋白质纯化。MBP 可以与淀粉基质结合，而 GST 可以与谷胱甘肽基质结合。虽然 GST 可以作为亲和标签纯化融合蛋白，但不能增加目的蛋白的可溶性，这限制了 GST 亲和标签在蛋白质可溶性表达中的应用。MBP 被认为是增加蛋白质可溶性表达的一个最好的亲和标签。相关研究表明，N 端融合 MBP 标签通常可以极大地增强蛋白质的可溶性，而没有 MBP 融合的蛋白质则是不可溶的。虽然 NusA 单独存在时没有亲和功能，但有报道表明大肠杆菌 NusA 蛋白融合表达时，表达的蛋白质具有与 MBP 相似水平的可溶性。除 NusA 外，诸多研究表明 TRX 与 MBP 一样，可以改善蛋白质的可溶性表达。

近年来，科学家正在研究一些新的蛋白标签，以融合的方式增加目的蛋白的可溶性和产量。例如，噬菌体 T7 蛋白激酶（T7PK）不仅具有增强蛋白质可溶性表达的功能，也能提高目的蛋白的表达水平。短肽标签（EST）小于 30 个多肽，富含酸性氨基酸多肽，融合后对目标蛋白空间折叠影响较小，也被报道可以增强一些融合蛋白的可溶性表达。也有研究表明，其他两个短肽分子标签 GB1 和 ZZ 可以增强多肽和一些小蛋白质分子表达的可溶性。虽然使用蛋白标签可以增强蛋白质分子表达的可溶性，但并没有一个蛋白标签是通用的，因为所表达的蛋白质分子的性质是不同的。

2. 融合表达标签的去除

尽管使用融合标签可以增强融合蛋白表达的可溶性，但这仅仅是表达过程的第一步。因为大多数的融合标签分子量较大，往往会影响蛋白质分子的空间折叠，需要在蛋白质纯化后将这些融合标签分子去除，这将大大增加蛋白质纯化的工作程序。而生物学和一些临床治疗研究需要去除这些分子标签，以保持蛋白质分子的稳定性和保证研究的可行性。为了达到这一目的，最常用的一个办法是在可溶性标签和靶蛋白分子之间引入一个蛋白酶酶切位点，在蛋白质纯化后将标签分子去除。目前，最常见的蛋白酶分子是 TEV 蛋白酶，该酶分子特异性强、效率高，可以有效地切割位于 N 端的分子标签。然而，在使用蛋白酶切割和去除这些融合标签时总会有一些令人棘手的问题。例如，在一些情况下，由于蛋白质的空间折叠和蛋白质聚集，蛋白质的酶切位点被屏蔽或掩盖，导致蛋白酶不能进行切割和去除蛋白标签分子。另一种情况是，虽然这些蛋白酶可以有效切割和去除标签分子，但在去除这些标签分子后靶蛋白又变为不可溶的状态，或发生聚集形成包涵体。

8.1.3 融合表达的宿主

外源基因表达有两个重要的因素：一个是表达载体，另一个就是宿主细胞。目前，常见的大肠杆菌表达系统包括 BL21 系列表达细胞、M15 表达细胞、Top10 表达细胞及 Origamai 系列表达细胞。昆虫细胞主要包括昆虫动物细胞 Sf9、Sf21、Hi-5 等。而真核常用的细胞为酵母细胞及哺乳动物表达细胞等，其中酵母细胞主要包括 X33、GS115、SMD1168 等，哺乳动物表达细胞主要包括 HET293 细胞、CHO 细胞等。

1. 常用的大肠杆菌表达宿主

大肠杆菌宿主细胞的遗传背景清楚，并且容易培养，可以获得较高产量的目的蛋白。但是，抗体具有真核基因编码蛋白的特性，表达的最终目的是应用于医药。所以在应用大肠杆菌系统表达真核基因时有必要对细胞进行改造，解决大肠杆菌表达系统的局限性，以提高产物的活性。

(1)代谢工程改造宿主

载体携带外源基因进入宿主表达后，会给宿主本身造成代谢上的负担，影响细胞的生长速率等。这时可以通过控制质粒的拷贝数或者改变载体的抗性基因，减轻外源表达对宿主的压力，还可以将目的基因直接插入染色体中表达。另外，可以人为地在大肠杆菌中设计代谢途径，如研究者设计的二硫键合成途径，在大肠杆菌中催化二硫键形成的是周质蛋白 DsbA，此蛋白质通过膜蛋白 DsbB 得到循环利用。

(2)定向进化改造宿主

外源蛋白对宿主细胞内的蛋白酶比较敏感。要避免蛋白酶对外源蛋白的降解作用，除了利用融合标签使外源蛋白分泌表达外，还可以对宿主内相关的蛋白酶进行改造。另外，利用定向进化的方法分离分子伴侣或折叠因子的突变体，可以使外源重组蛋白得到高效的特异性折叠。

(3)糖基化功能改造宿主

由于原核细胞普遍缺乏糖基化功能，而在真核细胞中，大多数分泌蛋白都在翻译后加工过程中获得寡糖链。空肠弯曲杆菌是目前发现的唯一具有类似真核糖基化代谢功能的原核生物，其基因组中的 pgl 基因簇编码的蛋白质类似于真核细胞中的糖基转移酶。

2. 大肠杆菌表达系统的优化

当以大肠杆菌作为宿主表达抗体时，由于不能进行糖基化、正确折叠等蛋白质翻译后加工步骤，因此仅限于抗体片段的制备。抗体片段如 Fab、scFv 等是小分子抗体，避免了体内表达存在的诸多问题，如正确折叠、可溶性、热稳定性和构象等，这些片段也包含了 CDR 区域，可与抗原特异性结合，因此是大肠杆菌表达系统的主要产物。

目前，对大肠杆菌表达系统生产抗体的优化主要集中在：①通过CDR嫁接，将scFv片段的接触残基嫁接到表达好且稳定的scFv片段支架上，提高可溶性产物的表达；②抗体片段与分子伴侣和折叠酶共表达，提高可溶性功能蛋白质的产量；③抗体片段与其他蛋白质融合表达以简便纯化工艺；④还可利用弱启动子和降低环境温度以降低产物的合成速率，减少包涵体形成。

3. 大肠杆菌表达实例

以抗副溶血弧菌不耐热溶血毒素(TLH)单链抗体(scFv)的构建和表达为例，介绍抗体基因在原核细胞中的表达。通过噬菌体展示和固相淘选方式成功淘选得到了1株高亲和力的抗副溶血弧菌TLH蛋白的scFv。该scFv分子由741个碱基组成，编码247个氨基酸。本实验以pET-28a的质粒为模板，使用基因工程技术将*mbp*基因插入到质粒当中，从而得到pBD-*mbp-his6*重组载体。再以pBD-*mbp-his6*为表达载体，将副溶血弧菌单链抗体scFv基因与表达载体基因重组，获得能够自行表达副溶血弧菌TLH单链抗体的新质粒pBD-*mbp-scFv*(图8-1)。

将重组质粒转化进宿主细胞大肠杆菌BL21(DE3)中，获得了可溶性强、亲和力高的单链抗体融合蛋白，并建立了有效的检测方法。如图8-2所示：pBD-*mbp-his6*表达的蛋白质的分子量在35 kDa左右，融合蛋白的scFv分子量在70 kDa。

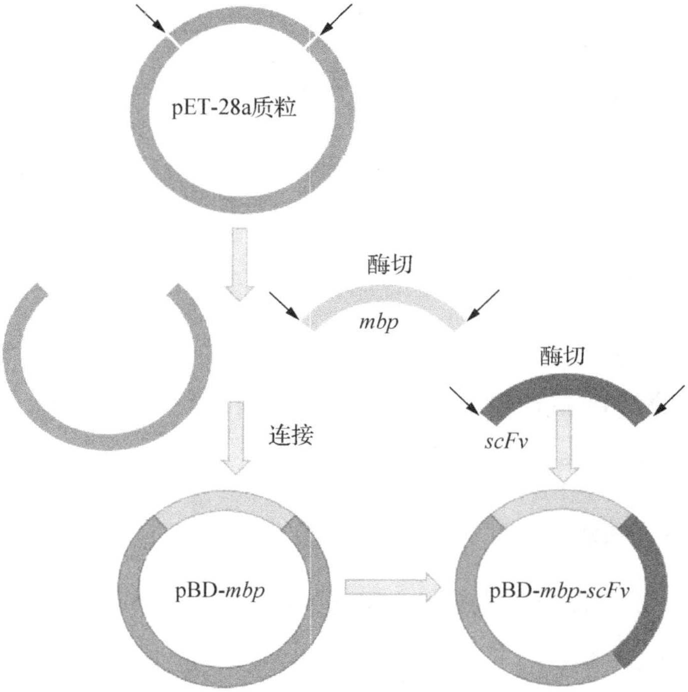

图 8-1　pBD-*mbp-scFv* 融合表达载体构建示意图

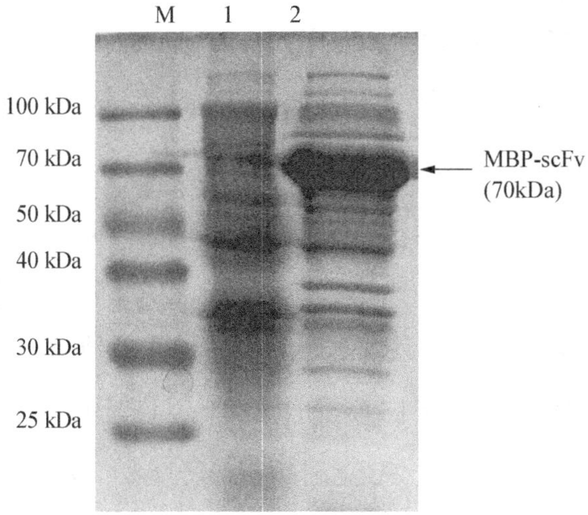

图 8-2　pBD-*mbp-scFv-his6*/BL21(DE3)的融合表达

泳道 M：蛋白质 marker；泳道 1：含 pBD-*mbp-his6*(对照)表达的总蛋白质；泳道 2：含 pBD-*mbp-scFv-his6* 表达的总蛋白质

8.2 抗体的分子伴侣表达

除融合表达外，另外一种在大肠杆菌中有效表达具有可溶性外源蛋白的方法是分子伴侣共表达系统。目前有很多研究表明，分子伴侣共表达可以有效地增加重组抗体分子的正确折叠，从而改善蛋白质的可溶性和表达产量。分子伴侣可以与未正确折叠的即错误折叠的蛋白质结合，从而帮助蛋白质正确折叠，使其恢复天然条件下的空间构象。

8.2.1 分子伴侣的分类

目前，使用的分子伴侣主要有两大类：细胞质分子伴侣和周质分子伴侣。

1. 细胞质分子伴侣

细胞质分子伴侣主要包括：DnaK、DnaJ、GrpE、TF 和 SecB。据文献报道，细胞质分子伴侣 DnaK/DnaJ 共表达可以增强人粒细胞刺激因子（hG-CSF）的高效表达；通过共表达分子伴侣 DnaK/DnaJ/GrpE（DnaKJE），明显改善了含有 ompA 前导肽软骨藻酸的 scFv 分子的可溶性表达。SecB 是一个细胞质分子伴侣，常作为激发因子将细胞分泌表达的蛋白质呈递给 sec 转运装置。SecB 与未正确折叠的蛋白质分子结合，与其他分子伴侣共同作用，改善表达蛋白质分子的空间折叠与分泌。研究者对细胞质分子伴侣进行了更为深入的研究，发现共表达 GroELS、DnaKJE 及 TF 都能增强周质蛋白的结合活性，但分泌到胞外培养基中的蛋白的结合活性不断降低。而 SecB/DnaKJE 和 SecB/TF 这两种形式的共表达有效地增强了 scFv 分子的可溶性表达。

2. 周质分子伴侣

近年来研究表明，除了细胞质分子伴侣以外，周质分子伴侣也可以增加周质抗体分子(包括 scFv 抗体分子)的表达产量和可溶性。Skp 是一个重要的周质分子伴侣，分子量约为 18kDa，该同源的三聚体蛋白质分子能够增强大肠杆菌中新合成的外膜蛋白质分子的正确折叠。Skp 共表达增加了 scFv 分子的表达量并改善了 scFv 分子的可溶性。FkpA 是另一个研究较多的周质分子伴侣，是一个分子量为 26 kDa 的同源二聚体。除具有多肽异构酶活性外，还具有很强的分子伴侣活性，通过共表达 FkpA 能够增强表达具有功能性的可溶性抗体分子，包括 scFv、双特异性 scFv 及多特异性 scFv 分子。此外，有报道称，FkpA 的分子伴侣功能在克服细胞代谢压力和增强细胞活力中起到关键作用。

8.2.2　分子伴侣表达实例

以副溶血弧菌 TLH 单链抗体 scFv 共表达为例，介绍抗体基因在原核细胞中的分子伴侣表达。

1. 原核表达载体的构建

本研究中，我们成功构建了重组表达质粒，在 pACYC-Duet 载体的第二个多克隆位点 MCS2 引入 *skp* 基因，构建后的载体为 pACYC-Duet-*skp*。PCR 扩增得到 *scFv* 基因后，我们利用 *Eco*R I 和 *Hin*d III 进行双酶切 *scFv* 基因，分别与同样酶切的 pACYC-Duet

和 pACYC-Duet-*skp* 的载体连接，将 *scFv* 基因插入到载体的第一个多克隆位点 MCS1 构建成新的表达载体 pACYC-Duet-*scFv* 和 pACYC-Duet-*skp-scFv*（图 8-3），使得在同一个细胞中表达两个目的蛋白分子，而共表达产生的 scFv 蛋白分子含有 His6 标签。

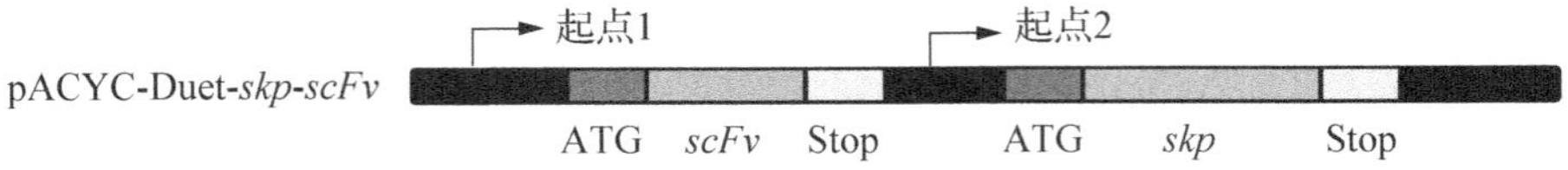

图 8-3　表达载体的构建

ATG：起始密码子；*scFv*：基因工程单链抗体基因；*skp*：分子伴侣；Stop：终止密码子

2. 重组蛋白的诱导表达

将测序正确的重组质粒 pACYC-Duet-*scFv* 和 pACYC-Duet-*skp-scFv* 在大肠杆菌 BL21 中进行融合蛋白表达。*scFv* 基因的编码框大小为 741 bp，IPTG 诱导表达的蛋白质分子量约 29 kDa。而在 pACYC-Duet-*skp-scFv* 表达载体中，除表达 scFv 蛋白外，还表达一条分子量约 18 kDa 的 Skp 分子伴侣蛋白。蛋白 SDS-PAGE 分析结果如图 8-4 所示。

3. 蛋白质可溶性表达测定

为了进一步研究分子伴侣 Skp 对 scFv 蛋白质可溶性表达的影响，我们通过分子伴侣 Skp 和 scFv 共表达，以未共表达的 scFv 为对照，分析 Skp 对 scFv 蛋白可溶性表达的作用。两个不同表达方式的表达载体被转化到大肠杆菌 BL21，在 28℃条件下分别进行不同表达时间和 IPTG 浓度诱导表达 scFv 蛋白，表达的蛋白质经 SDS-PAGE 进行分析。

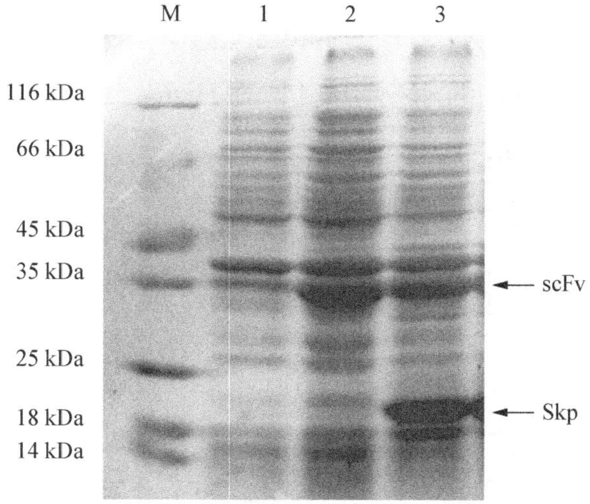

图 8-4　重组载体共表达蛋白 SDS-PAGE 分析

泳道 M: 蛋白质 Marker; 泳道 1: 含对照载体表达总蛋白质; 泳道 2: 含 pACYC-Duet-*scFv* 表达总蛋白质; 泳道 3: 含 pACYC-Duet-*skp-scFv* 表达总蛋白质

蛋白质可溶性是蛋白质分子发挥生物学功能的一个重要的先决条件，增强蛋白质可溶性有助于蛋白质的正确折叠和保留抗体的结合活性，因此，本研究采用低温作为细菌培养条件，结合构建的 3 种不同形式的表达载体以研究表达的 scFv 蛋白的可溶性。在构建载体中，虽然 pACYC-Duet-*skp-scFv* 载体表达的 scFv 蛋白表达量不及其他 2 种载体，但其表达的 scFv 蛋白的可溶性是最高的。实验结果表明，scFv 与 Skp 共表达极大程度地改善了 scFv 的可溶性。

4. scFv 蛋白纯化与 Western blotting 分析

IPTG 诱导表达后，收集菌体沉淀，使用超声波裂解细胞，离心后将上清加入到 Binding Buffer 平衡好的 Ni^{2+}亲和层析柱中进行亲和纯化，纯化的 scFv 蛋白用抗 His6-tag 抗体进行 Western blotting 验证。scFv 蛋白纯化和 Western blotting 获得的结果进一步表明，表达纯化的 scFv 蛋白具有 His6-tag，说明 scFv 蛋白的纯化是成功的(图 8-5)。

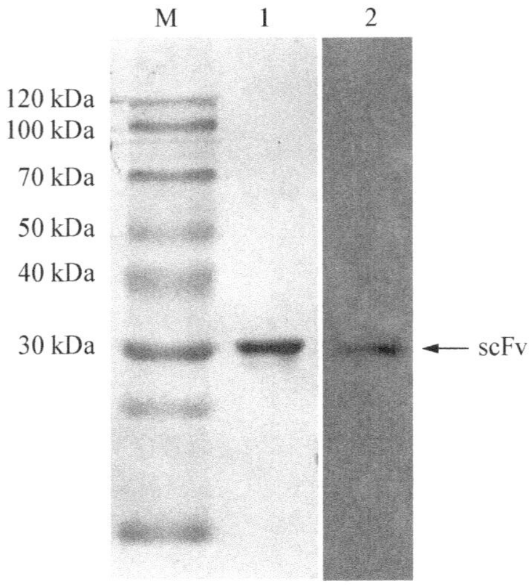

图 8-5　蛋白质纯化与 Western blotting 分析

泳道 M：蛋白质 Marker；泳道 1：scFv 蛋白纯化结果；泳道 2：scFv 蛋白 Western blotting 检测结果

5. scFv 纯化蛋白的 ELISA 检测

为了检测纯化得到的 scFv 蛋白是否具有抗原结合活性，用化学渗透纯化方法得到的 TLH 抗原(不含 His6 标签，蛋白质浓度为 5 μg/mL)包被 96 孔酶标板，再加入 4 种不同表达纯化的 scFv 抗体蛋白，用抗 His6 标签的抗体和 HRP-羊抗鼠 IgG 抗体进行 ELISA 检测，以测定 scFv 识别抗原的能力。ELISA 检测结果如图 8-6 所示，与阳性对照和阴性对照相比，在 4 种 scFv 抗体中，识别和结合抗原的能力从高到低依次为 pACYC-Duet-scFv-skp>pET32a-scFv>pACYC-Duet-scFv>pET28a-scFv。Skp 有效地增强 scFv 的可溶性，同时也有效地提高 scFv 与抗原的结合能力。

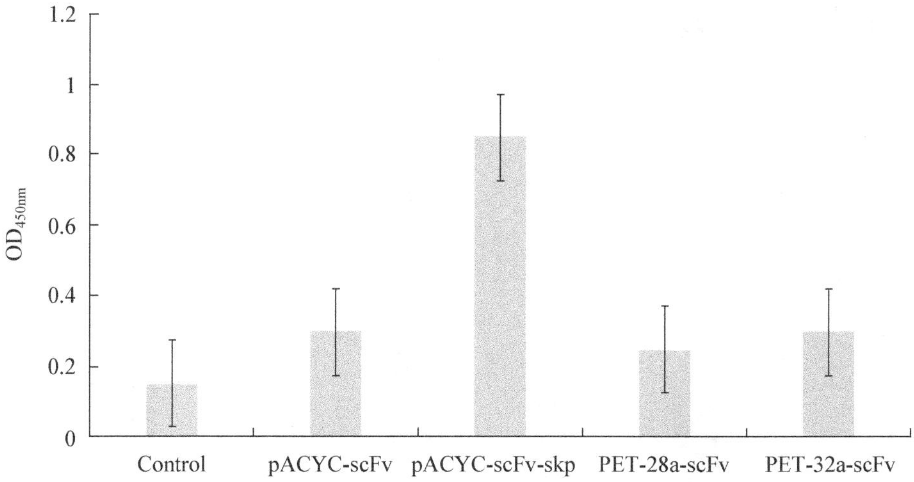

图 8-6　scFv 纯化蛋白的抗原结合能力

6. Skp 共表达 scFv 特异性鉴定

由于 Skp 共表达的 scFv 蛋白与抗原 TLH 结合能力最强，因此选取 Skp 共表达 scFv 为目标蛋白，通过 Western blotting 和 ELISA 对 Skp 共表达 scFv 的特异性进行进一步的鉴定。用 5 种不同的抗原蛋白进行包被，加入纯化的 Skp 共表达 scFv 蛋白进行 ELISA 测定。Western blotting 和 ELISA 检测的结果显示，Skp 共表达纯化的 scFv 只能够特异性识别 TLH 抗原蛋白，不能识别其他抗原蛋白，不与其他抗原蛋白发生交叉反应。实验结果表明，Skp 共表达纯化的 scFv 分子对 TLH 具有很强的特异性(图 8-7)。

7. 亲和力测定

Skp 共表达的 scFv 蛋白与 TLH 抗体分子的亲和力采用 ELISA 方法进行测定，Skp 共表达的 scFv 的亲和力的测定结果如图 8-8 所示，计算出亲和力为 $1.254\times10^{8}\ M^{-1}$。以上结果表明，分子伴侣

Skp 有效地改善 scFv 的空间折叠并增强 scFv 蛋白的可溶性，从而提高了 scFv 的抗体活性。

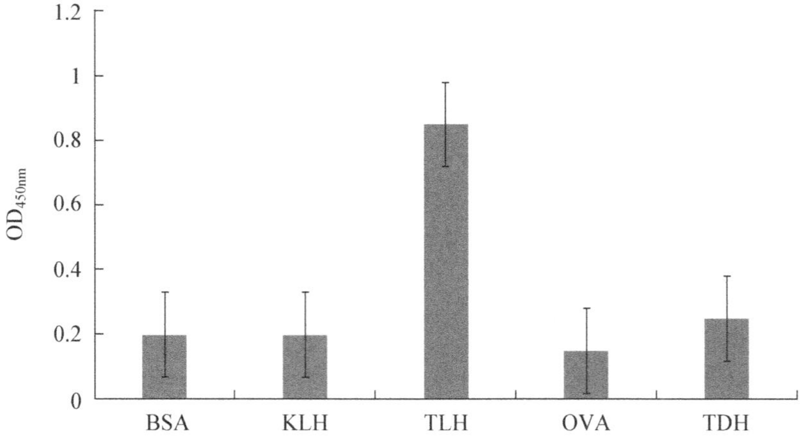

图 8-7　Skp 共表达 scFv 特异性鉴定

BSA: 牛血清白蛋白；KLH: 钥孔血蓝蛋白；TLH: 不耐热溶血毒素；OVA: 鸡蛋清白蛋白；TDH: 耐热溶血毒素

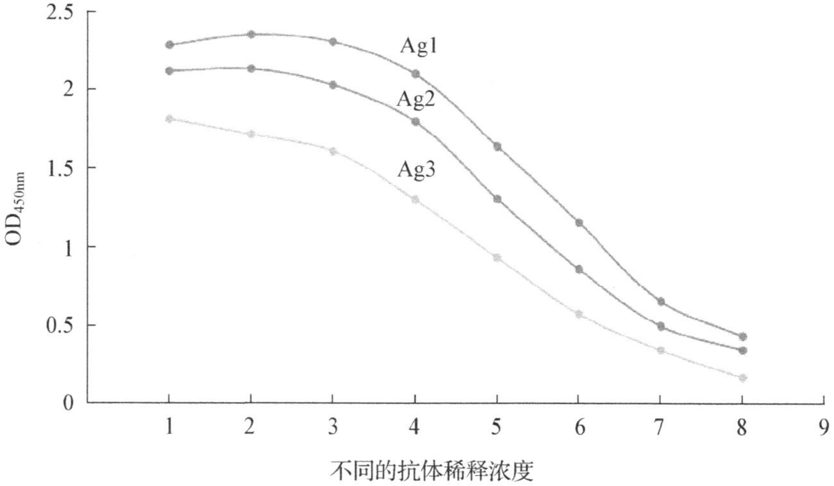

图 8-8　Skp 共表达 scFv 亲和力测定

横坐标 1～8 分别表示初始浓度为 10 μg/mL 的抗体依次进行 100 倍、200 倍、400 倍、800 倍、1600 倍、3200 倍、6400 倍、12 800 倍稀释。Ag1、Ag2、Ag3 分别表示 10 μg/mL、5 μg/mL、2.5 μg/mL 抗原

Skp 是一种周质伴侣，它能在大肠杆菌中有效地增强外膜蛋白的折叠与装配。共表达系统不但可以使目的蛋白能够进行正确的折叠不会形成包涵体，而且在分子伴侣的帮助下与抗原具有很高的亲和力。因此，抗体的分子伴侣表达可以广泛地应用于体外表达的抗体纯化。

8.3　表达抗体的纯化

抗体的纯化方法多种多样，主要是利用它们之间性质的差异，如抗体分子的溶解性、分子量、极性、电荷及与其他分子的亲和性从而进行分离与纯化。

8.3.1　沉淀法

沉淀是溶液中的溶质由液相变成固相析出的过程，它根据不同物质在特定条件下在某一溶剂中的溶解度不同而达到分离的目的。这种不同的溶解度可以通过改变溶液的组分，如改变溶液的离子强度或添加一些沉淀剂，或者改变溶液的 pH 来获得。常见的沉淀方法有盐析法、有机溶剂沉淀法、等电点沉淀法等。

等电点沉淀法是利用具有不同等电点的两性电解质，在达到电中性时蛋白质溶解度最低，易发生沉淀，从而实现分离的方法。蛋白质分子中含有大量的带电基团，这些带电基团在不同的 pH 条件下，会带有不同的电荷。在某一特定的 pH 下，蛋白质所带的正负电荷数相等，净电荷为零，此时溶液的 pH 为该蛋白质的等电点，此时蛋白质的溶解度最低。pH 高于蛋白质等电点，蛋白质带负电；反之，蛋白质带正电。同种蛋白质分子表面带有同种电荷所产生的电荷排斥力，是蛋白质在溶液中稳定存在的原因之一。

不同蛋白质等电点不同。蛋白质处在 pH 为等电点的溶液中时，净电荷为零，这时蛋白质分子间的电荷排斥力消失，蛋白质分子相互聚集而产生沉淀。这样，在蛋白质混合样品中，通过调节溶液 pH，使不同的蛋白质先后发生沉淀，结合离心法可以把不同的蛋白质分开。

8.3.2 层析技术

层析技术也称为色谱技术，是一组相关分离方法的总称。层析柱含有固定相和流动相，其基本原理是携带待分离样品的流动相流经固定相时，由于样品中的各个成分与固定相相互作用不同，使样品中的各个成分通过固定相的速率产生了差别，从而达到分离样品中各个成分的目的。常用于抗体纯化的层析方法主要有离子交换层析、凝胶过滤层析、亲和层析等。

1. 离子交换层析

离子交换层析法是以具有离子交换性能的物质作为固定相，以含特定离子的溶液为流动相，利用离子交换剂上的可交换离子与流动相中被分离的各种离子间的亲和力不同，经过交换达到分离目的的一种柱层析法。离子交换层析通常是在一根充填有离子交换剂的玻璃柱中进行的。如果固定相凝胶本身带有正电荷，携带负电荷多的蛋白质与凝胶上的离子发生交换而与之结合，此为阴离子交换层析；相反，若凝胶本身带有负电荷，携带正电荷多的蛋白质与凝胶上的离子发生交换而与之结合，此为阳离子交换层析。

蛋白质是两性分子，通常带有电荷，但在特定的 pH 条件下，不同的蛋白质所带电荷的种类和数量不同，因此，它们与离子交换剂间的电荷相互作用力不同。这样，当蛋白质混合物流经固定相时，各种离子与离子交换剂上的荷电部位竞争性结合，与固定相亲和力小的蛋白质先流过，而与固定相亲和力大的蛋白质后流过凝胶，从而把不同的蛋白质分开，这种层析方法即为离子交换层析。

当蛋白质与凝胶结合后，可以通过改变溶液的离子强度，通过离子间的竞争作用而把蛋白质依次洗脱下来，与凝胶电荷作用力弱的蛋白质先被洗脱，而作用力强的蛋白质后被洗脱，从而把带电不同的蛋白质分开。

按平衡离子的带电性不同，离子交换层析可分为两大类，阳离子交换剂和阴离子交换剂。阳离子交换剂，又有强酸型和弱酸型两种类型，可电离的基团为磺酸基($—SO_3H$)、磷酸基($—PO_3H_2$)、羧酸基(—COOH)、酚羟基(—OH)。阴离子交换剂，也有两种类型，即强碱型和弱碱型，可电离的基团为伯胺基($—NH_2$)、仲胺基($—NHCH_3$)、叔胺基[$—N(CH_3)_2$]、季胺基[$—N^+(CH_3)_3$]。强离子交换剂的电离率基本不受 pH 影响，离子交换作用的 pH 范围宽；弱离子交换剂的电离率受 pH 影响很大，离子交换作用的 pH 范围小。

2. 凝胶过滤层析

凝胶过滤层析是按照蛋白质分子量大小进行分离的技术，又称为凝胶过滤、分子筛层析或排阻层析。凝胶层析的固相支持物是人工合成的交联聚合物，在水中膨胀后成为凝胶。控制凝胶的交联度可以形成不同孔径的网状结构。交联度小的凝胶孔径大，交联度大的孔径小。当含有各种分子的样品溶液缓慢地流经凝胶色谱柱时，流动相中的大分子物质由于直径较大，不易进入凝胶颗粒的微孔，而只能分布于颗粒之间，所以在洗脱时向下移动的速度较快。小分子物质既可在凝胶颗粒间隙中扩散，还可以进入凝胶颗粒的孔径中，增长了流动路径。因此，小分子物质的下移速度落后于大分子物质，从而使样品中的大分子先流出色谱柱，小分子后流出，这种现象称为分子筛效应，而这种具有多孔的凝胶就是分子筛(图 8-9)。

常见的用于分子筛的凝胶有 3 种。①葡聚糖凝胶(sephadex)，由葡聚糖与 3-氯-1,2-环氧丙烷相互交联而成。交联葡聚糖主要有以下几个型号：G-10、G-15、G-25、G-50、G-75、G-100、G-150 和 G-200。G 后面的阿拉伯数为凝胶得水值(单位是 mL/g 干胶)的 10 倍。sephadex 在高温下稳定，可以煮沸消毒，工作的 pH 一般为 2～10。②琼脂糖凝胶(sepharose)，琼脂糖凝胶的稳定 pH 范围为 4~9，机械强度和稳定性也很好，洗脱速度比较快，使用温度以 0～30℃为宜。③聚丙烯酰胺凝胶，是一种人工合成凝胶，是以丙烯酰胺为单体，由甲叉双丙烯酰胺交联而成，控制单体和交联剂的比例可制成各种型号的凝胶。聚丙烯酰胺凝胶的商品为 Bio-Gel P，型号从 P-2 至 P-300 共 10 种，P 后面的数字再乘 1000 就相当于该凝胶的排阻极限。与葡聚糖凝胶和琼脂糖凝胶相比，聚丙烯酰胺凝胶更容易保存，不易被微生物分解。

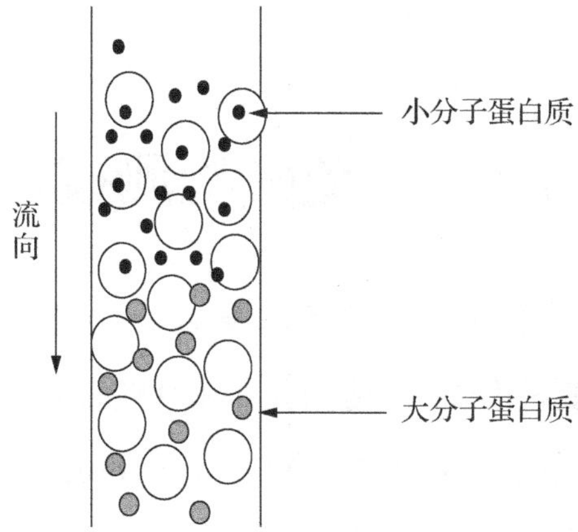

图 8-9　凝胶层析原理示意图

第 9 章　免疫检测技术

近几年来，免疫检测技术飞速发展，在各种疾病的诊断和防治中起着十分重要的作用。利用抗原抗体特异性结合反应来检测样品中的微量物质的方法称为免疫检测(immunoassay)。随着医学生物学、分子生物学及分子免疫学等学科的快速发展，传统的免疫检测技术逐步向多元化、高通量化和微型化方向发展，快速、简单和高灵敏度的免疫检测技术不断涌现。

9.1　酶联免疫吸附测定

酶联免疫吸附测定(enzyme-linked immunosorbent assay，ELISA)是当前应用最为广泛的一项可定性定量检测抗原或者抗体的免疫检测技术，成为生物医学领域一种重要的分析技术手段。ELISA 的应用范围广泛、操作方便、灵敏度高、特异性强，所需仪器设备简单，反应结果可以直接用肉眼观察，能同时进行多种抗体、抗原或半抗原的检测，已经成为生物化学、免疫学和临床医学检验的常规测定方法之一。

9.1.1　ELISA 的基本原理

此方法的基本原理是将抗原或者抗体结合到某种固相载体表面，并保持其免疫活性；利用与特定代谢酶偶联的酶标抗原或者抗体检测对应特异性结合的抗体或抗原，由于酶标抗原或者抗体既保留其抗体或者抗原的免疫活性，又保留了酶的催化活性，因此当结合在免疫复合物上的酶结合相应的底物时，可以催化底物发生反应生成有色的产物，可以用肉眼快速地进行定性判断；同时由于颜色的深浅与相应的抗原或抗体的量成正比，因此可利用酶标仪根据显色的深浅来对样品进行定性或者定量分析。

9.1.2 ELISA 的种类

ELISA 种类较多，目前主要有双抗体夹心法、竞争法、间接法、捕获法等几种类型。

1. 双抗体夹心法

双抗体夹心 ELISA 法常用于检测抗原。先将已知的抗体固定于固相载体上，加入待检测的样品，使抗原抗体发生反应，然后加入酶标抗体，使其与待测样品结合，最后加入酶的显色底物进行显色反应，如图 9-1 所示。

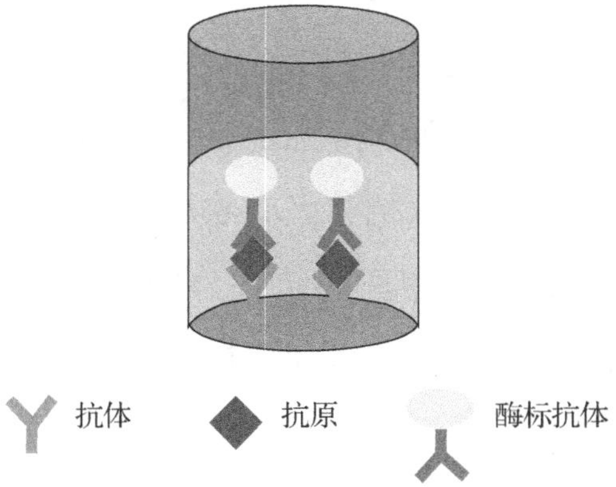

图 9-1　夹心 ELISA 法检测示意图

具体操作步骤如下所述。

（1）包被

用 0.05 mol/L 的碳酸盐缓冲液（pH 9.6）将抗体稀释至蛋白质含量为 1～10 μg/mL，在每个 96 孔板的反应孔中加 100 μL，4℃过夜。弃孔内液体，用洗涤缓冲液洗 3～5 次。

（2）加样

加一定稀释度的待测样品，每孔 100 μL，37℃孵育 1~2 h，洗涤 3～5 次，同时做空白对照、阴性对照及阳性对照。

（3）加酶标抗体

加入新鲜稀释的酶标抗体（HRP）100 μL，37℃孵育 1 h，洗涤 3～5 次。

（4）加底物显色液

于各孔中加入新鲜配置的 TMB 显色底物溶液 100 μL，37℃孵育 15 min，加入 2 mol/L 的硫酸 50 μL，终止反应。

（5）结果判定

依据所呈颜色的深浅判断结果，反应孔内颜色越深，阳性程度越强，浅色或者无色孔为阴性反应。如果测定 OD_{450nm} 的吸光值，规定吸光值为阴性孔吸光值 2.1 倍以上的为阳性反应。

双位点一步法就是在双抗体夹心法测定抗原时，应用抗原分子上两个不同抗原决定簇的单克隆抗体分别作为固相抗体和酶标抗体，在测定时就可使样品的加入和酶标抗体的加入两步并作一步。

2. 间接法

间接 ELISA 法的原理是利用酶标抗抗体（酶标二抗）检测与固相抗原结合的抗体。本法可用同一种酶标抗抗体（酶标二抗）检测各种与不同抗原结合的来源于同一种属的抗体(图 9-2)。酶标二抗的出现避免了直接 ELISA 法中不同酶标抗体都需要与酶偶联的操作，节约了酶标抗体的制作时间和成本。

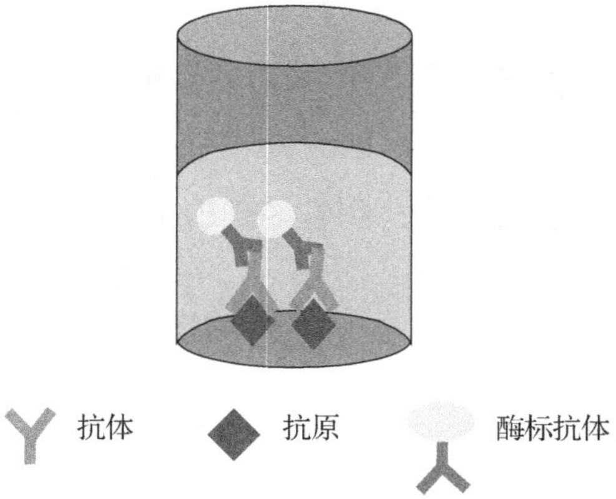

图 9-2　间接 ELISA 法检测示意图

具体操作步骤如下所述。

(1)包被

用包被缓冲液将抗原稀释到 1~10 μg/mL，每孔加 100 μL，4℃孵育过夜，洗涤 3~5 次。

(2)封闭

加入封闭液 200 μL，37℃孵育 2 h，洗涤 3~5 次。

(3)加样

加一定稀释的待测样品 100 μL，37℃孵育 1 h，洗涤，同时做空白、阴性和阳性对照。

(4)加酶标抗体

每孔加入新鲜稀释的酶标二抗 100 μL，37℃孵育 1 h，洗涤，最后一遍用双蒸水洗涤。

(5) 加底物显色液

于各反应孔中加入新鲜配置的 TMB 显色液，每孔 100 μL，37℃反应 15 min。

(6) 终止

每个反应孔中加入 50 μL 的 2 mol/L 的硫酸。

(7) 结果判定

根据显色深浅判断阳性、阴性。在 ELISA 检测仪上，于 450 nm 处，以空白对照孔调零后测定各孔的 OD 值，若大于阴性对照 2.1 倍，判断为阳性。

3. 竞争法

大分子抗原因其有两个以上抗原决定簇，从而可以用双抗夹心法测定；小分子抗原只有一个抗原决定簇，无法使用双抗夹心法进行测定，只能采用竞争法进行测定。竞争 ELISA 法检测就是待测抗原与酶标抗原或者固相抗原之间进行竞争，样品中的待测抗原含量越多，样品中的与固相抗体结合的酶标抗原就越少，显色也就越少。

竞争法有两种方式，一种是将特异抗体包被在固相载体并封闭(图 9-3A)，同时加入待测样本和酶标抗原，孵育一定时间后洗板，加入底物显色，显色深者为阴性，无色或者显色浅者为阳性。

另一种是将抗原包被在固相载体并封闭(图 9-3B)，将特异性抗体与待测样品混合孵育后，加入酶标板中，孵育一定时间后洗板，然后加入酶标二抗，孵育一段时间后重新洗板，最后加入显色底物。根据颜色的深浅来判断结果，与对照相比，显色深者为阴性，显色浅或者无色者为阳性。

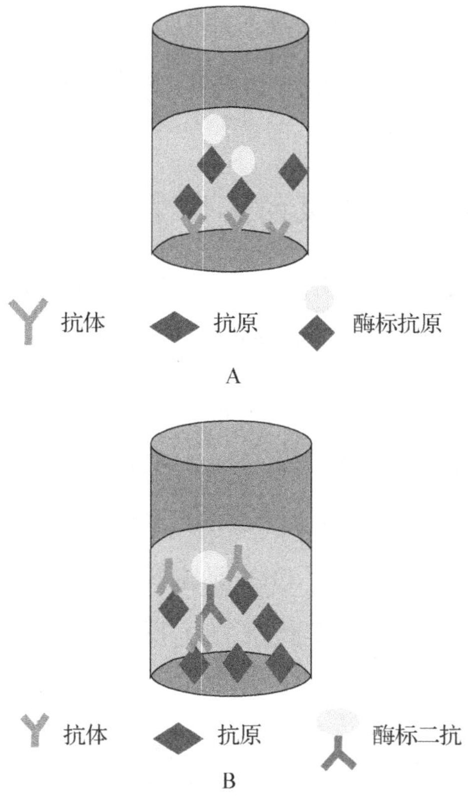

图 9-3　竞争 ELISA 法检测示意图

9.1.3　ELISA 检测方法的建立

ELISA 法是把抗原抗体的特异性反应和酶的高效催化作用有机地结合起来，检测微量的特异性抗原或抗体的新技术。本试验所用酶的标记物仍保留酶的活性和免疫活性。结合于免疫复合物上的酶，在遇到相应的底物时，可催化无色的底物产生水解氧化或还原反应，生成可溶的有色物质，以肉眼或比色法进行定性或定量测定。该技术灵敏度高、特异性强、简便、快速、容易观察结果，便于大规模检测。

以竞争 ELISA 法检测为例，建立其检测方法，首先要优化使用抗原抗体的用量，因为如果抗体的浓度过高，包被抗原过低，会使检测的灵敏度降低。

1. 抗原抗体工作浓度的优化

将完全抗原 OA-BSA 按照 1∶200、1∶400、1∶600、1∶800、1∶1000 进行稀释，然后包被抗原，将抗 OA 毒素的抗体从 1∶1000 开始进行倍比稀释，以方正形式加入，进行 ELISA 检测。结果如表 9-1 所示，一般选择 OD 值为 1 左右时的抗原和抗体为最佳的工作浓度。因为在使用竞争法检测抗原时，如果抗体过多，会与包被的抗原发生反应，导致 OD 值比较高，不利于检测，或者会使检测的结果呈假阴性。因此选择抗原浓度为 1∶1000，抗体为 1∶16 000。

表 9-1　OA 毒素抗原及其抗体使用浓度的优化

抗体（2 mg/mL）	抗原（0.3 mg/mL）				
	1∶200	1∶400	1∶800	1∶1 000	1∶1 200
1∶1 000	3.16	2.985	2.217	2.123	1.431
1∶2 000	3.001	2.925	2.029	1.841	1.311
1∶4 000	2.932	2.873	1.805	1.681	1.138
1∶8 000	2.843	2.501	1.577	1.374	0.857
1∶16 000	2.566	1.904	1.178	1.01	0.559
1∶32 000	2.22	1.561	0.92	0.849	0.463
1∶64 000	1.265	1.005	0.556	0.467	0.29
1∶128 000	0.948	0.64	0.458	0.271	0.194

2. 检测方法中标准竞争曲线的制作

以 OA 毒素为例，进行标准曲线的制作。先将抗原包被封闭好；混合抗体与不同浓度的毒素样品溶液，使其反应 1 h；然后将反应液转移至包被有抗原的酶标板中进行竞争 ELISA 检测。样品中毒素的浓度越高，它的 OD 值越低，甚至不显色。将各个浓度对应的 OD 值与对照 OD 值的比值（B/B0）为纵坐标，以 ln（毒素浓度）为横坐标，制作检测曲线，从曲线中取出线性关系较好的点，制作成标准检测线，结果如图 9-4 所示，根据拟合直线，得出它的直线方程，然后取 80%抑制率为其最低检测限，得出它的最低检测限为 0.153 ng/mL。

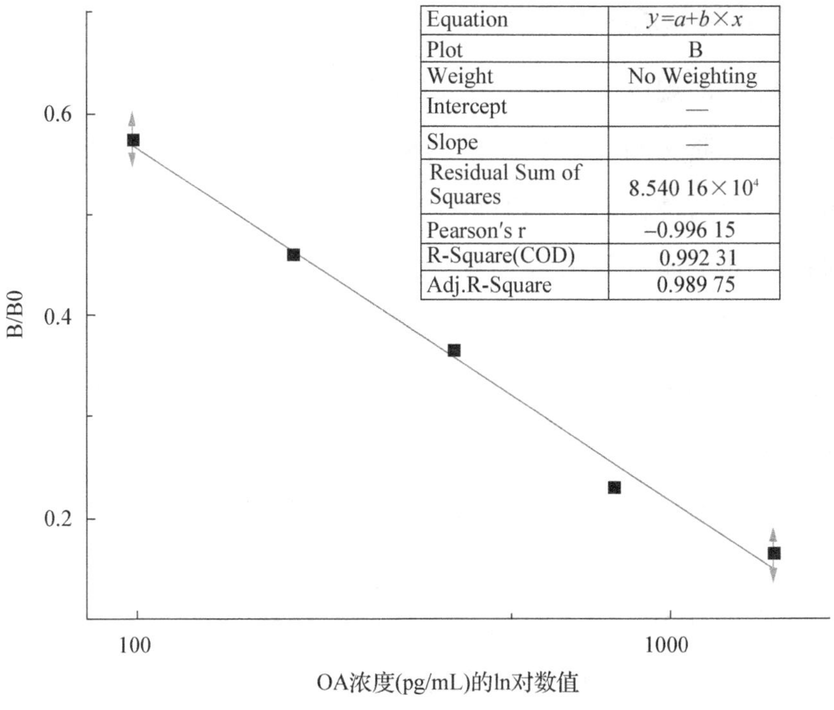

图 9-4　竞争 ELISA 检测的拟合直线

9.2　免疫印迹技术

免疫印迹(western blotting)又称为蛋白质印迹，是一种将SDS-PAGE分离和ELISA检测技术结合起来的方法，具有SDS-PAGE的高分辨率及固相免疫测定的高特异性和敏感性，常用来鉴定和分析蛋白质抗原，并能对蛋白质进行定性和半定量分析。免疫印迹法具有分析容量大、灵敏度高、特异性强等优点，是检测蛋白质特性、表达与分布的一种常用方法。

在整个免疫印迹的实验过程中，需要有转膜、一抗、酶标二抗及信号的记录等过程。

9.2.1　免疫印迹的基本步骤

1)按照常规的SDS-PAGE电泳分离蛋白。

2)蛋白质转膜：蛋白质的转膜常用的是电转印，主要分为湿转和半干转两种；转膜的时间主要取决于转印设备的类型、蛋白质的相对分子质量及凝胶的厚度。

A. 湿转印。

a)在SDS-PAGE结束后，取出凝胶，在Tris/甘氨酸缓冲液中漂洗浸润。

b)打开电转印夹，同时用转印液浸润专门的海绵垫和滤纸，然后在每侧垫上一块海绵垫，再各放一张滤纸，滤纸与海绵垫大小相同或者与NC膜、凝胶大小相同，将凝胶平放在阴极侧滤纸上，最后将NC膜平放在凝胶上，避免气泡、夹好电转印夹。

c)电泳槽加满预冷的电转印液，插入电转印夹，转印夹的

NC 膜对电泳槽的正极，将电泳槽放入冰箱内，连接好电极，接通电流。

B. 半干式转印。

a) 电泳结束后将胶条割至合适大小，用转膜缓冲液平衡，5 min×3 次。

b) 预先将裁好的与胶条同样大小的滤纸和 NC 膜，浸入转膜缓冲液中 30 min。

c) 转膜装置从下至上依次按阳极碳板、3 层滤纸、NC 膜、凝胶、3 层滤纸、阴极碳板的顺序放好，滤纸、凝胶、NC 膜精确对齐，每一步去除气泡，上压 500 g 的重物，将碳板上多余的液体吸干。接通电源，恒流 1 mA/cm^2，转移 2 h。转移结束后，断开电源，将膜取出，割取待测膜条做免疫印迹。

3) 转印完成后，将凝胶与膜分开。凝胶可以放入考马斯亮蓝染色液中进行染色，确定凝胶中的蛋白质是否转印完全。同时将膜用丽春红 S 染色液进行染色。

4) PBS 去除膜上多余的染料背景色。

5) 用铅笔标记蛋白 Marker 相对分子质量的位置，并且观察膜上是否有蛋白质条带。

6) 继续洗涤转印膜，直至所有的染料被洗出干净。

7) 将膜置于封闭液中，在 37℃摇床上，轻轻摇动孵育 2 h，或者在 4℃封闭过夜。结束后，用含 Tween 20 的 PBS 缓冲液洗涤一次，时间 15 min；然后用 100 mL PBS，洗涤 2 次，每次 15 min。

8) 将膜和一抗溶液混合进行孵育，37℃摇床上，轻轻摇动孵育 2 h，之后洗涤，同步骤 7)。

9)将膜与酶标二抗溶液混合进行孵育，37℃摇床上，轻轻摇动孵育 2 h，之后洗涤，同步骤 7)。

10)将膜中的多余水分用滤纸轻轻吸干，加入 ECL 底物溶液进行反应显色，然后用仪器进行检测，并记录信号。

9.2.2 免疫印迹结果的分析

干扰素免疫印迹的结果如图 9-5 所示，在上方有一条明显的条带(箭头所示)，根据蛋白质 Marker 确定了印迹条带的大小，确定与目标蛋白分子量一致，因此此条带是干扰素目标条带；而在下方有两条颜色较浅的条带，条带信号较弱且分子量大小与预期不一致，因此是非特异性条带。

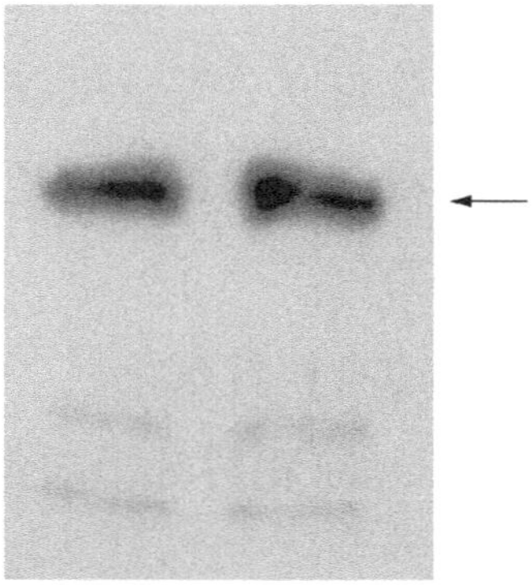

图 9-5 干扰素免疫印迹结果(箭头表示用免疫印迹获得的针对干扰素的特性条带)

9.3 胶体金检测技术

胶体金免疫层析技术(gold immunochromatography assay，

GICA）是利用抗原-抗体的反应原理，将胶体金的标记技术与层析分离分析技术等结合在一起的一种免疫检测技术。该技术利用红色的胶体金作为示踪物，其检测结果直观可保存，操作简便快捷，不需要特殊的仪器设备，已经在病原菌、激素、疾病、食品科学、药物检测等领域得到了广泛的应用。

9.3.1　胶体金制备

在还原剂如柠檬酸三钠作用下，氯金酸（$HAuCl_4$）被还原成具有特定大小的金颗粒，在静电作用下，这些金颗粒形成稳定的胶体状态，因此称之为胶体金。金颗粒主要由基础晶核和外层的双离子层构成，在碱性条件下，金颗粒带负电荷，金颗粒间互相排斥，从而使其悬液保持稳定。金颗粒的直径通常在 1～100 nm，是一种有颜色的金溶胶，通常胶体金颗粒的粒径越小，其分散程度越高，其产生的散射波也就越短。所以，粒径大小不同，其颜色也有所不同。在弱碱性条件下，胶体金带负电荷，可与蛋白质分子中的正电基团进行静电结合，并且不影响蛋白质分子的生物学性质。

胶体金溶液的制备方法，分为物理分散法和化学凝聚法，其中化学凝聚法制备更为简便。化学凝聚法的主要原理是：在还原剂作用下，通过还原氯金酸，将离子态的金还原成金原子并形成金颗粒。化学凝聚法中主要的还原剂有柠檬酸三钠、白磷、抗坏血酸、硼氢化钠、鞣酸-柠檬酸三钠等，还原剂不同，还原能力不同，得到的胶体金溶液的金颗粒粒径也不同。

1. 胶体金制备方法

胶体金的制备最常用的方法为柠檬酸三钠还原法，具体步骤如下所述。

(1) 用 100 mL 无菌超纯水溶解 1 g 氯金酸，按每管 1 mL 进行分装，避光–20℃保存。

(2) 取一洁净的 250 mL 锥形瓶，加入 100 mL 无菌超纯水，同时加入 1 mL 配制好的氯金酸溶液，在磁力搅拌器上，加热溶液至沸腾。

(3) 边搅拌边加入 2 mL 浓度为 1%的柠檬酸三钠溶液，继续煮沸 10 min，这时可以观察到胶体金溶液的变化，直至溶液呈酒红色，之后用无菌去离子水定容到 100 mL，4℃保存。

2. 胶体金的鉴定

胶体金颗粒质量的好坏，是影响胶体金检测试纸条灵敏度的关键因素之一。通常要对制备好的胶体金颗粒进行质量鉴定，质量好的胶体金凭借肉眼观察应清晰透明、无沉淀、呈酒红色；也可以通过紫外扫描的方法对胶体金溶液进行鉴定：取适量新鲜制备的胶体金溶液，用紫外分光光度计进行全波长的扫描，通过最大吸收峰、峰高、峰宽等指标进行判断；也可以直接用电镜观察颗粒的形状、大小、均匀度等。

取少量柠檬酸三钠还原法制备的胶体金溶液，进行紫外全波长扫描，结果如图 9-6 所示，胶体金溶液在 520.77 nm 波长处有一个最大的吸收峰，根据公式：$y=0.786x+505.53$（y 为最大吸收峰的波长；x 为金颗粒的粒径)，计算出制备的胶体金溶液中金颗粒的粒径为 19.39 nm，可以用来进行抗体的标记。

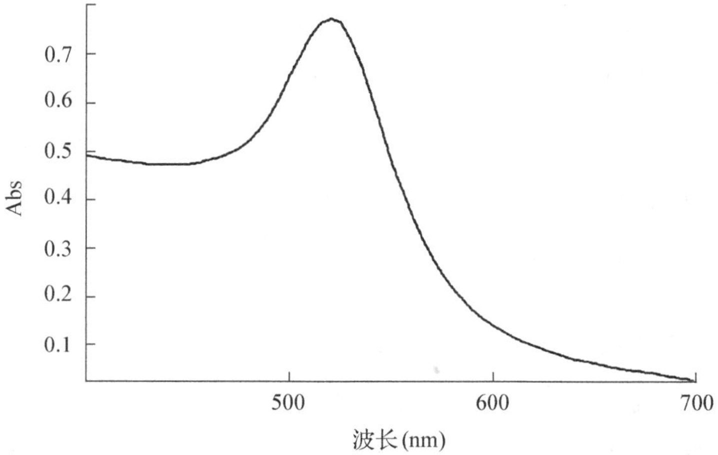

图 9-6　胶体金的紫外扫描

同时，取少量制备好的胶体金溶液，用电镜扫描观察。结果如图 9-7 所示，胶体金颗粒的粒径大小整体较均一，分散程度较好。

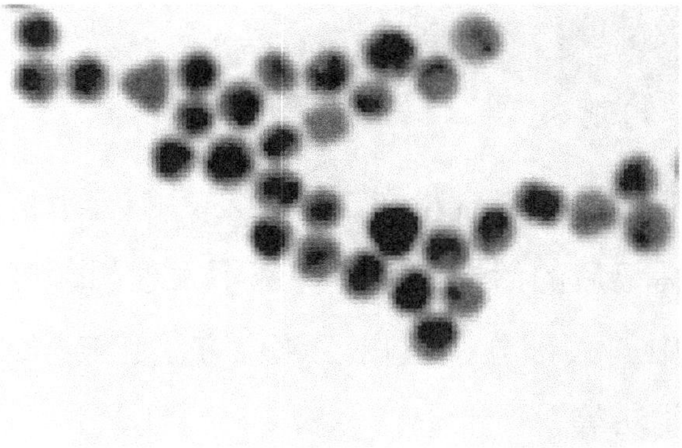

图 9-7　胶体金的电镜观察

9.3.2　抗体的胶体金标记

胶体金的免疫标记，是将胶体金作为示踪物，用于抗原抗体的反应检测。胶体金在弱碱性条件下，带负电荷，在静电作用力下，能够与蛋白质中的氨基结合，从而使蛋白质吸附于胶体金的表面；同时胶体金的金颗粒是疏水性胶体，能够通过疏水作用力，与蛋白质上的氨基酸偶联；另外，蛋白质中的半胱氨酸能够与胶体金颗粒的电子层发生配位结合，使蛋白质与胶体金颗粒结合。胶体金的标记对蛋白质的生物学活性影响较小。

1. 标记蛋白的前处理

胶体金标记的蛋白质，在标记之前要经过一定的处理，包括：①除去高浓度的盐分，因为盐离子浓度过高，会干扰胶体金与蛋白质之间的吸附，导致标记产物不稳定，容易聚沉。②蛋白质分子尽量为分散单体，高浓度的蛋白质和冻干蛋白，容易形成聚集体，影响标记的效率。③蛋白质的分子量大小适中，分子量过小，标记的复合体不稳定，容易失去活性，蛋白质分子过大，会影响标记探针的灵敏度。

2. 抗体的前处理

一般血清中的 IgG 含量在 20%左右，不宜用抗血清直接进行标记，因为标记后的活性和特异性都不太理想，可以通过适当的纯化去除其中的大部分杂蛋白，纯化方法包括辛酸-硫酸铵沉淀法、亲和纯化法等。

3. 标记 pH 的选择

胶体金的标记，很大程度取决于 pH，因为蛋白质的电荷取决于溶液的 pH，当溶液的 pH 等于蛋白质等电点时（pH=pI），这时它的水化程度最小，最容易标记。具体标记步骤如下所述。

1) 取若干个 EP 管，分别加入 1 mL 的胶体金溶液。

2) 加入足量的蛋白质，然后每管分别加入不同体积的 0.1 mol/L 的 K_2CO_3。

3) 轻轻混匀，室温放置 20 min。

4) 每管加入 100 μL 的 10%氯化钠溶液终止反应。

5) 测定各孔 OD_{525nm} 值，以 K_2CO_3 的加入量为横坐标，OD_{525nm} 值为纵坐标，绘制折线图，并且肉眼观察颜色。

以抗河豚毒素(TTX)单克隆抗体的标记为例，按照表 9-2 所示，确定标记的最适 pH。

表 9-2　胶体金标记单抗最适 pH 值的确定

试剂	管号											
	1	2	3	4	5	6	7	8	9	10	11	12
胶体金(mL)	0.2	0.2	0.2	0.2	0.2	0.2	0.2	0.2	0.2	0.2	0.2	0.2
0.1 mol/L K_2CO_3(μL)	0	1	2	4	6	8	10	12	14	16	18	0
抗 TTX 单抗(μL)	5	5	5	5	5	5	5	5	5	5	5	0

通过加入不同体积的 0.1 mol/L K_2CO_3 来调节胶体金溶液的 pH，测定每个浓度在 525 nm 波长处的吸光值，并绘制曲线如图 9-8 所示。结果表明，当每 0.2 mL 胶体金溶液添加 6 μL 0.1 mol/L K_2CO_3 时，胶体金抗体蛋白结合物在 525 nm 处的吸光值最大，说明胶体金与抗 TTX 单抗的吸附较好，此时的溶液 pH 为胶体金标记抗 TTX 单抗的最适 pH。

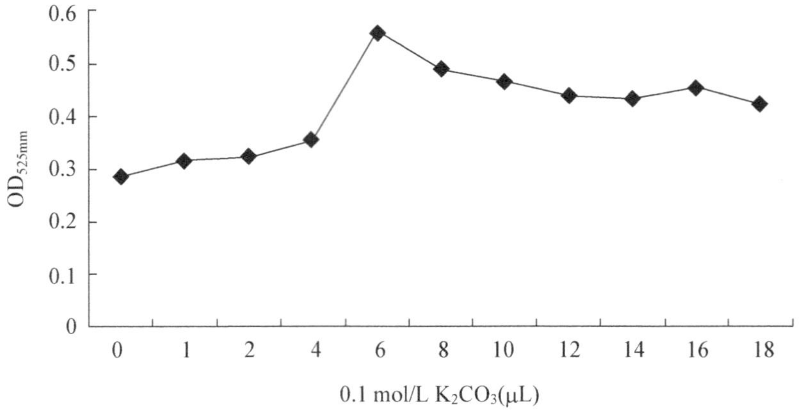

图 9-8　胶体金标记抗体最适 pH 的确定

4. 标记最适蛋白质量的确定

胶体金标记最适蛋白质量的确定，按照如下程序进行。

1) 取一酶标条，加入 200 μL 的胶体金溶液，再加入适量的 K_2CO_3，使胶体金溶液达到标记最佳的 pH。

2) 每孔加入不同量的蛋白质，轻轻混匀，室温反应 20 min。

3) 加入 20 μL 的 10%NaCl，终止反应。

4) 观察胶体金颜色的变化并且测定 OD_{525nm}。

以抗河豚毒素(TTX)单克隆抗体的标记为例，首先加入适量的 K_2CO_3，调节至最适 pH，测定以上各孔在 525 nm 处的吸光值，绘制曲线。得到 1 mL 胶体金的最适蛋白质稳定量为 14 μg。实际单抗用量：每 1 mL 胶体金加入抗 TTX 单抗量为 $(1+20\%)\times 14=16.8$ μg。

5. 金标抗体的纯化

胶体金标记后的金标产物的纯化，主要有超速离心法和凝胶过滤法。离心法首先是在低速下，先除去大的颗粒和一些不稳定析出的金颗粒，通过超速离心，将标记蛋白的颗粒沉降下来，未标记的则存在于溶液中。金颗粒的大小不同，离心的速度和时间也有所不同，应避免过高的离心速度。凝胶过滤法，通常是将标记的胶体金，经过初步浓缩后，用丙烯葡聚糖(S-400)进行层析，然后按照流出的颜色进行收集，大的颗粒和一些杂质先流出，收集中间流出的清澈透明的深红色液体。此方法对于颗粒的直径筛选能力较差，通常可以将离心法和凝胶过滤法结合使用。

下面以离心法为例，介绍金标的 TTX 抗体的纯化过程。

1)标记：取 20 mL 的胶体金溶液调节至最适标记 pH，加入抗 TTX 单抗溶液，搅拌 1 h；加入 200 μL 10%牛血清白蛋白溶液，搅拌 30 min；放置于 4℃冰箱中平衡过夜。

2)纯化(以离心法为例)：将金标抗体溶液以 2500 r/min 离心 30 min，弃去底层黑色致密的颗粒物沉淀；取出红色上清液并于 4℃，11 000 r/min 离心 45 min；用含 1% BSA、0.5% PEG20000 的 0.01 mo/L PBS 将上述暗红色沉淀重悬至原体积的 1/10。

3)胶体金标记后的金标产物的质量鉴定：通常可以将标记后的胶体金溶液进行全波长紫外扫描，通过吸收光谱特性来进行测定。通常在 510～550 nm 处会有最大吸收峰，粒径越大，吸收波峰会向长波长移动，标记物的颜色也会从淡红色变成紫红色，均一性越好，波峰越窄。

9.3.3　金标试纸条的组装

胶体金免疫层析试纸条的组成如图 9-9 所示，主要由底板、

NC 膜、样品垫、金标垫、吸水滤纸，以及试纸条中的检测线和质控线组成。检测时，将标记好的胶体金固定在金标垫上，加入检测样品后，在毛细管作用下，样品中的待测物质与金标抗体发生抗原抗体反应而结合，并且随着缓冲液移动，当移动到预先固定好抗原或者抗体的 NC 膜中检测线(T 线)位置时，发生抗原抗体特异性反应而被捕获，当达到一定量时，形成肉眼可见的颜色信号。未结合的复合物继续移动，到达 NC 膜上质控线(C 线)位置被捕获而显色。我们可以根据 T 线和 C 线颜色的有无或者深浅来判断检测结果。

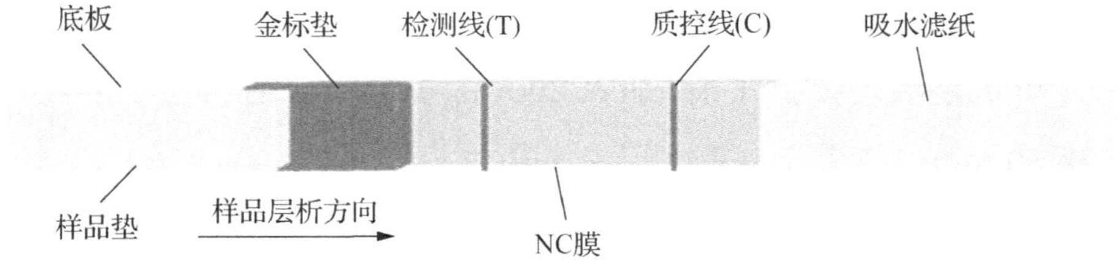

图 9-9　胶体金免疫层析试纸条的组成

组装金标试纸条时，要着重考虑以下几个因素：NC 膜的选择优化、金标垫的制备、样品垫的选择、金标抗体用量的优化、竞争法中 T 线抗原浓度的选择、C 线(二抗)最适浓度的确定等。

9.3.4　胶体金检测

根据标记物和检测对象不同，胶体金检测方法主要分为两大类：双抗夹心法和竞争法。双抗夹心法主要用于检测大分子抗原，如病原菌检测、大分子蛋白质类抗原检测；竞争法主要用于检测小分子抗原，如一些真菌毒素、药物、食品添加剂、激素等的检测。

1. 胶体金检测试纸条的灵敏度

灵敏度的测定，即将标准品稀释成一系列浓度后，用试纸条进行检测。一般双抗夹心法，以 T 线出现条带时的浓度，为最低检测限；半抗原采用竞争法，以 T 线颜色消失时的抗原浓度为最低检测限。

本实验仍以 OA 毒素的胶体金检测为例，将毒素标品按照不同浓度稀释，按照优化条件，组装成胶体金检测试纸条，检测结果如图 9-10 所示，毒素浓度在 50 ng/mL 时，T 线完全消失，因此它的肉眼观察检测限为此浓度。

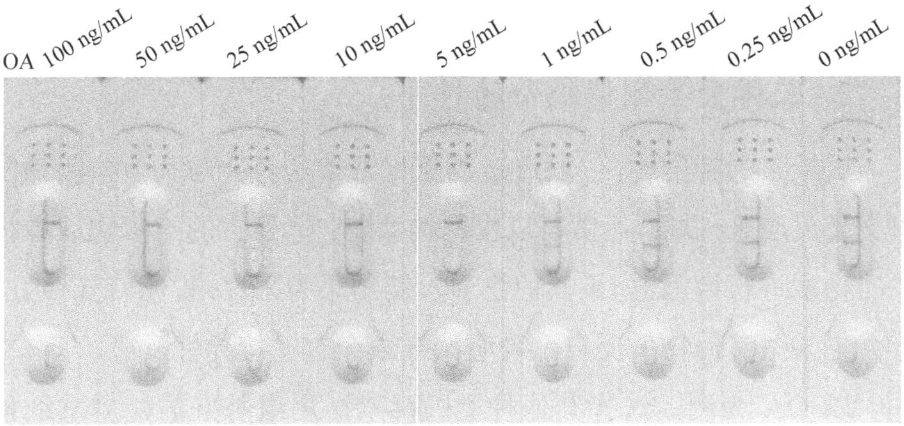

图 9-10　胶体金灵敏度的测定

同时，也可以将胶体金检测卡用仪器读取 T 线的显色峰值，作出检测曲线，能够大大提高检测的灵敏度，结果如图 9-11 所示，毒素浓度越大，吸收值越小，取 80%作为最低检测限，它的检测灵敏度为 5 ng/mL。

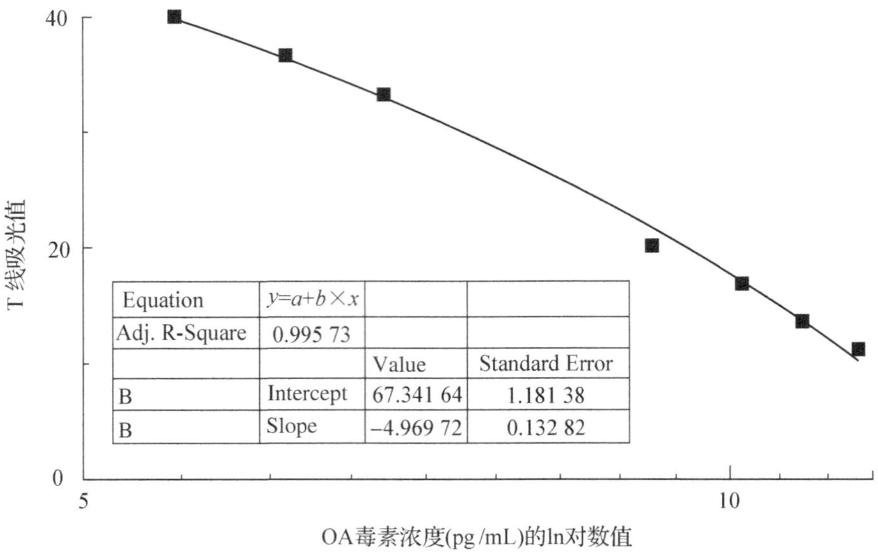

图 9-11　胶体金检测曲线的制作

2. 胶体金检测试纸条的特异性

试纸条的特异性，一般通过判断试纸条是否会与其他检测物发生交叉反应来判断。通常可以根据检测物，选择它的类似物或者相关的物质进行检测，如果其他物质检测结果为阴性，说明特异性好。若会与某些其他物质反应，说明试纸条会有非特异性反应。

以 OA 为例，选择其他种类的毒素，用组装好的检测试纸条进行检测，若 T 线显色，则为阴性，结果如图 9-12 所示，其他种类的毒素，T 线均显色，只有 OA 毒素 T 线无色，说明胶体金检测试纸条的特异性良好。

3. 胶体金检测试纸条的稳定性

稳定性的测定，通常取同一批制备的试纸条，在不同的条件下进行保存，然后在不同时间段取出，并进行显色效果和检测灵敏度方面的测定。计算试纸条的初始灵敏度和保存后的灵敏度的降低情况，从而确定保质期等参数。

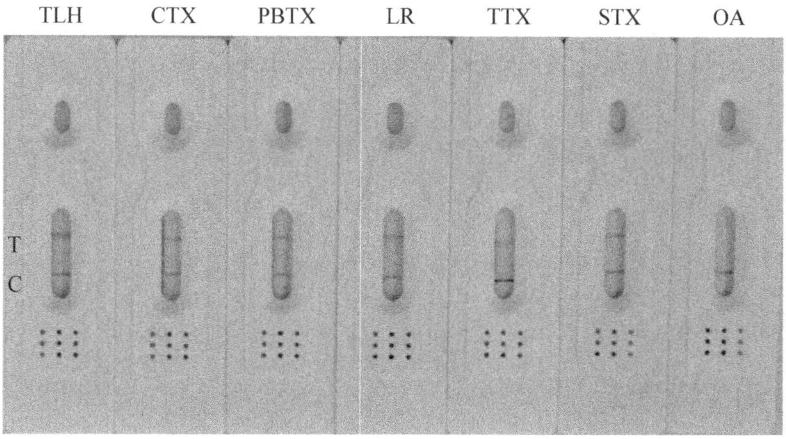

图 9-12　胶体金检测特异性分析

TLH：副溶血弧菌 TLH 抗原；CTX：芋螺毒素；PBTX：短裸甲藻毒素；LR：微囊藻毒素；TTX：河豚毒素；STX：石房蛤毒素；OA：大田软海绵素毒素

将组装的试纸条，干燥密封后，分别置于 4℃和室温保存，不同的时间段用于检测，观察它的检测限和显色效果，以此评估试纸条的稳定性情况。结果表明在 4℃保存半年后，仍不影响试纸条的显色效果；在室温保存时，试纸条稳定性差，失去显色效果。

判断 4℃保存后，是否会影响试纸条的检测灵敏度。以优化后试纸条最低检测限浓度（50 ng/mL）的 OA 毒素标准品，用试纸条进行检测。结果表明，不同的保存周期，均不影响检测的灵敏度。

4. 胶体金的实际样品的检测

按照优化条件，组装胶体金检测试纸条，以 OA 毒素为例，将毒素加入样品中，进行提取检测，同时制作 OA 标准品的检测曲线，根据加入的毒素和检测出的毒素浓度进行统计分析，通过计算它的回收率，样品的回收率在 90%以上，说明重复性和稳定性较好。

9.4 免疫检测的其他技术

免疫检测技术灵敏度高，准确性和特异性好，在生物学研究及临床检测等各个方面得到广泛应用。前面已经介绍了 ELISA、免疫印迹和胶体金免疫检测技术，其他的免疫检测技术主要还有以下几种类型。

9.4.1 免疫沉淀法

免疫沉淀法(immunoprecipitation，IP)，是指细胞在非变性的条件下裂解，很多蛋白质仍处于天然状态，蛋白质-蛋白质间的相互作用仍然存在，因此，利用偶联微球的抗体可以识别和沉淀存在相互作用的蛋白质复合物。

免疫沉淀主要是应用抗原抗体特异性结合的反应进行定性检测。基本原理是：可溶性的抗原与相应的抗体在一定条件下可以形成可见的沉淀复合物。当细胞在非变性的条件下被裂解时，细胞内蛋白质与蛋白质之间的相互作用仍然存在，利用偶联微球的抗体可以识别和沉淀存在相互作用的蛋白质复合物。因此，免疫沉淀可以用于检测蛋白质与蛋白质之间是否存在相互作用。免疫沉淀技术可以与基因组技术、放射性同位素技术、聚合酶链式反应、免疫印迹等实验方法相结合，为较复杂的蛋白质与 DNA/RNA 的关系和定位提供良好的解决方法。主要有染色质免疫沉淀技术、蛋白质免疫沉淀技术和放射性免疫沉淀技术等。

9.4.2　免疫组织化学

免疫组织化学(immunohistochemistry)法可用于原位检测组织和完整细胞中的蛋白质，利用某种显色底物与固定好的组织或者细胞切片进行结合，可以在目标蛋白所在的具体位置上着色。

免疫组织化学技术可以用于石蜡包埋的组织切片，使抗原检测能和形态学联系起来，并且可使用石蜡长期保存组织，因此应用十分广泛。在免疫组织化学中，抗体与组织的抗原的结合通常通过组织化学染色反应来显示。不断发展的抗原修复方法很好地解决了福尔马林固定带来的抗原抗体检测受阻的问题，同时推动了研究人员开发出更多敏感高效的免疫组织化学方法。

9.4.3　免疫荧光技术

免疫荧光技术(immunofluorescence)是将免疫学检测方法与荧光标记技术结合起来，研究特异蛋白在细胞内分布的方法。利用荧光素所发的荧光对抗原或者抗体进行检测与细胞定位，并可利用定量技术测定含量。最后利用荧光显微镜和荧光分子标记可对细胞表达的特殊抗原进行组织切片检查。

用荧光抗体示踪或者检查相应抗原的方法被称为荧光抗体法；用已知的荧光抗原标记物示踪或者检查相应抗体的方法被称为荧光抗原法。这两种方法总称为免疫荧光技术，其中荧光抗体法较为常用。免疫荧光技术主要分为直接法和间接法。

9.4.4　补体结合反应技术

可溶性抗原，如蛋白质、多糖和病毒等，与相应抗体结合的反应，肉眼不能察觉，但是这类抗原抗体复合物可以结合补体，如在红细胞(抗原)和溶血素(抗体)的混合液中，加入补体后，出现溶血现象，所以，可以根据是否溶血判断反应体系中，是否存在相应的抗原或者抗体。这种技术被称为补体结合反应技术(complement fixation reaction technique)，补体结合反应操作烦琐，但是敏感性高、适应性广，目前仍被有效地应用。

9.4.5 多元免疫分析技术

多元免疫分析技术，可以在一次分析中，对多个分析对象进行筛选，通量高、检测限低、灵敏度高，可有效提高筛选质量和降低成本。

1. 流式细胞术

流式细胞术(flow cytometry，FCM)是一种利用流式细胞仪对处于快速流动的对象，通过荧光标记进行多参数、快速的定量分析和分选的新型技术。流式细胞仪的原理，是以不同颜色的荧光掺入到大小均一的聚苯乙烯微球作为固定载体。根据荧光的种类不同，可以把球形基质分为许多种特异性的微球，用以标记多种不同的探针分子；再将这些用不同颜色编码的微球混合后加入被检物中。悬液中的微球(含探针)与被检测物特异性结合，并带有荧光标记。微球呈单列通过两束激光，一束判定微球的颜色从而决定被测物的特异性，另一束测定微球上荧光强度从而检测被测物的量，这样可以实现对被测物定性和定量分析。

2. 量子点技术

量子点技术(quantum dots，QD)又可称为半导体纳米微晶体，目前研究较多的是 CdS、CdSe、CdTe 等。它的优点在于有丰富的颜色，单一种类的纳米半导体材料就能够按照尺寸变化产生一个发光波长不同、颜色分明的标志物家族。同时它的激发光谱宽且连续分布，发射光谱单色性好并能够承受多次的激光和发射，有持久的稳定性。有研究报道用 4 种颜色的量子点荧光试剂标记 4 种毒素抗体，并针对 4 种蛋白质毒素进行同步多元免疫分析，最后对发光信号进行检测和数据分析。

3. 免疫传感器

免疫传感器是把抗原或者抗体固定在固相支持物表面，通过抗原抗体特异性反应自动检测样品中的抗体或者抗原。免疫传感器有能将输出结果数字化的精密换能器，不仅能达到定量的效果，还能实时检测到表面的抗原抗体反应，有利于对免疫反应进行动力学分析，缩短了测定时间，提高了检测的灵敏度和准确性，扩大了检测范围。

4. 多组分分析物免疫分析

多组分分析物免疫分析(multianalyte immunoassay，MIA)是在同一份样品中，同时测定两种或者两种以上的相关分析物的免疫分析技术。由于抗体的特异性，一种抗体一般只能检测一种抗原，所以进行多组分分析，就需要同时使用多种抗体。

5. 蛋白质芯片技术

蛋白质芯片(protein chip)技术是继基因芯片技术后发展起来的。它在固相支持物表面高密度排列探针蛋白或抗体点阵，捕获样品中的特异性分子，然后用激光扫描系统获取数组图像，用专门的计算机软件进行图像结果分析。蛋白质芯片具有通量高、自动化程度高和灵敏度高的特点，可用于多元分析。

主要参考文献

安利国. 2005. 细胞工程[M]. 北京：科学出版社.

包福祥，芦庭，阿米娜，等. 2017. 双峰驼天然单域抗体库的构建及鉴定[J]. 畜牧与饲料科学，(5):1-7.

陈慰峰. 2004. 医学免疫学[M]. 北京：人民卫生出版社.

陈志男. 刘民培. 2002.抗体分子与肿瘤[M]. 北京：人民军医出版社.

代云见，张勇侠，何勇智，等. 2015. Anti-IgE单链抗体纯化工艺研究及活性鉴定[J]. 中国生物工程杂志, 35(12): 51-57.

丁忠英. 2014. 单链抗体融合蛋白的研究及应用[J]. 综合医学, 16: 380-381.

董志伟. 王琰. 2002. 抗体工程.第二版[M]. 北京：北京大学出版社.

杜红梅. 2011. 胶体金免疫层析技术在水产品快速检测中的应用[J]. 湖南农业科学，(24):28-32.

杜威世. 2006. 噬菌体抗体库研究进展[J]. 生物技术通讯, 17 (2): 255-257.

范华英，孟繁平. 2005. 单链抗体融合蛋白的构建及应用[J]. 生物技术通讯, 16: 74-76.

高鹏，胡立勇，钱钰，等. 2012. 噬菌体抗体库筛选技术[J]. 现代生物医学进展，(23): 4577-4583.

郭海涛，杨光勇，何光志. 2015. 单链抗体的研究进展及其应用[J]. 黑龙江畜牧兽医，(13): 76-79.

郭夕源，杨江华，徐文峰，等. 2016. IL-33蛋白及抗IL-33全人源单链抗体的表达、纯化及鉴定[J]. 免疫学杂志，(8): 716-719.

科学根 J E，马古利斯 D H. 2009. 精编免疫学实验指南[M]. 北京:科学出版社.

李晶泉，徐永平，王熙涛，等. 2016. 抗金黄色葡萄球菌单链抗体(scFv)的原核表达及蛋白纯化[J]. 生物技术通报, 32(11): 194-201.

李永勤. 2003. 以膜为固体载体的免疫胶体金快速试验[J]. 微生物免疫学进展，31(1): 74-78.

李玉彬，张春明. 2006. 核糖体展示技术[J]. 生命的化学, 26 (4): 363-365.

林学颜，张玲. 1999. 现代细胞与分子免疫学[M]. 北京：科学出版社.

林一民，王云龙. 2013. 胶体金免疫层析技术在临床疾病诊断中的研究进展[J]. 重庆医学, 42(1): 91-93.

林芸，阎锡蕴. 2004. 人源化抗体研究历程及发展趋势[J]. 生物工程学报, 20 (1): 1-6.

林周，黎燕，沈倍奋. 2004. 体外抗体亲和力成熟的几种策略[J]. 军事医学科学院院刊，28 (3): 292-294.

刘定燮, 周晓巍, 黄培堂. 2003. 哺乳动物细胞表达系统及其研究进展[J]. 生物技术通讯, 14(4): 308-311.
刘煜凯, 陈伟明, 马以秀, 等. 1995. 免疫层析法作早孕快速诊断测定[J]. 中华医学检验杂志, 18(6): 364-367.
刘志刚, 林建波, 袁旭东, 等. 2002. 人源化鼠抗人纤维蛋白单链抗体-尿激酶融合蛋白在大肠杆菌中的功能性表达[J]. 生物工程学报, 18: 509-511.
刘志刚, 林建波. 2005. 重组单链抗体-低分子量尿激酶融合蛋白在CHO细胞中的抗降解研究[J]. 生物化学与生物物理进展, 32(6): 544-560.
卢志贤, 陈江, 程华莉, 等. 2006. 去唾液酸糖蛋白受体单链抗体与绿色荧光蛋白的融合表达及其靶向性观察[J]. 南京医科大学学报, 26(12): 1192-1195.
倪剑锋, 纪剑飞, 吕安国, 等. 2007. 抗 GD2 单链抗体-IL-2 融合蛋白基因的构建及表达[J]. 生物医学工程学杂志, 24(1): 170-175.
任娟. 2011. 胶体金免疫层析技术研究现状及进展[J]. 新疆畜牧业, (12): 22-24.
戎晶晶, 刁振宇, 周国华. 2005. 大肠杆菌表达系统的研究进展[J]. 药物生物技术, 12(6): 416-420.
沈倍奋, 陈志南, 刘民培. 2005. 重组抗体[M]. 北京: 科学出版社.
沈倍奋. 2001. 分子文库[M]. 北京: 科学出版社.
宋凯, 叶赛, 周佳菁, 等. 2007. 蛋白质芯片技术应用于高通量单克隆抗体制备研究[J]. 生物工程学报, 23 (6): 1116-1120.
孙册, 朱美正, 顾天爵.1999. 糖复合生化研究技术[M]. 杭州: 浙江大学出版社.
孙秀兰, 赵晓联, 汤坚. 2004. 单分散性胶体金的制备工艺优化[J]. 免疫学杂志, 20(2): 151-154.
唐彩华. 2004. 单链抗体及其融合蛋白在肿瘤诊治中的应用[J]. 中国肿瘤, 13(3): 167-170.
汪世华. 2004. 炭疽芽孢杆菌的基因芯片及免疫荧光蛋白质芯片检测[D]. 中国科学院博士学位论文.
王芳. 2015. 抗 ICOSL 单链抗体的人源化改造表达及其生物学功能鉴定[D]. 南京师范大学硕士学位论文.
王慧, 史晶, 孟露露, 等. 2005. 抗 A 型肉毒毒素人源单链抗体融合蛋白的重组设计[J]. 微生物学通报, 32(4): 11-14.
王凯, 温伟红, 王涛, 等. 2007. 人源抗 HER2 单链抗体/轻链恒定区/鱼精蛋白截短体融合蛋白的基因构建、表达及活性鉴定[J]. 第四军医大学学报, 28(7): 581-584.
王荣智. 2012. 抗副溶血弧菌 TLH 单链抗体的淘选与功能研究[D]. 福建农林大学博士学位论文.
王尚资, 尹长城, 林正红, 等. 2005. 全合成人源单骨架抗体库的构建及初步筛选[J]. 细胞与分子免疫学杂志, 21(3): 347-348.
王炜. 2007. 牛奶中掺假物及氨苄青霉素快检试纸条的研制[D].天津大学硕士学位论文.
王秀红, 周素芳. 2007. 基因工程抗体研究进展[J]. 生物技术通讯, 18(2): 304-306.
王延华, 李官成. 2013. 抗体理论与技术. 第三版[M]. 北京: 科学出版社.

王玉刚, 黄英, 谷欣, 等. 2006. 抗 CD20 嵌合抗体的构建与表达[J]. 细胞与分子免疫学杂志, 22 (3): 363-387.
王志文, 陈昌杰. 2015. 噬菌体抗体库构建和筛选技术及应用研究进展[J]. 蚌埠医学院学报, (1): 131-133.
吴为雄, 梁智辉. 2002. 实用免疫学技术[M]. 武汉: 湖北科学技术出版社.
吴雄文, 梁智辉. 2002. 实用免疫学实验技术[M]. 武汉:湖北科学技术出版社.
肖艳. 2005. 噬菌体抗体库的筛选策略及其进展[J]. 医学肿瘤学分册, 32 (11): 826-829.
谢磊, 孙建波, 张世清, 等. 2004. 大肠杆菌表达系统及其研究进展[J]. 华南热带农业大学学报, 10(2): 16-20.
谢莉, 朱平. 2013. IL-33 在免疫相关疾病中的研究进展[J]. 免疫学杂志, 29(6): 535.
熊国华. 2007. 单增李斯特菌及溶血素 O 与葡萄球菌三种肠毒素免疫胶体金检测技术研究[D]. 沈阳农业大学硕士学位论文.
徐榕, 王清明. 2008. 内抗体——一种新的基因功能研究工具[J]. 生命的化学, 28(4): 391-394.
徐永华. 2003. 动物细胞工程[M]. 北京: 化学工业出版社.
徐芸芸, 张梦莹, 吴静, 等. 2015. 哮喘小鼠 Rac1 表达水平的改变及其与 nuocytes 极化的关系[J]. 免疫学杂志, 31(7): 576.
许静, 刘俊霞, 李侠, 等. 2003. 单链抗体碱性磷酸酶融合蛋白的制备[J]. 中国免疫学杂志, 19: 704-706.
杨汉明. 1997. 细胞生物学实验. 第二版[M]. 北京: 高等教育出版社.
杨吉成. 2001. 医用细胞工程[M]. 上海: 上海交通大学出版社.
杨景山. 1990. 医学细胞化学和细胞技术[M]. 北京: 北京医科大学和中国协和医科大学联合出版社.
杨跃梅. 2015. 靶向 HER2 抗体稳定性改造及功能优化研究[D]. 中国人民解放军军事医学科学院博士学位论文.
殷红. 2006. 细胞工程[M]. 北京: 化学工业出版社.
于长明. 2000. 基因工程抗体表达系统的研究进展[J]. 生物技术通讯, 11(3): 223-225.
于继云. 1999. 人源抗肝癌抗体 Fab 噬菌体抗体库的构建与筛选[D]. 第四军医大学博士学位论文.
俞路, 王雅倩, 章世元. 2008. DNA 改组(DNA shuffling)及其研究进展[J]. 生物学杂志, 25(1): 12-16.
岳建华, 潘秀珍, 王长军, 等. 2006. 核糖体展示小分子抗体的研究进展[J]. 中国药物与临床, 6 (4): 245-247.
张海峰. 2013. 新型人源化抗 CD20 抗体的设计及生物学功能研究[D]. 第二军医大学博士学位论文.
张家禾, 左伟勇, 洪伟鸣, 等. 2014. 噬菌体展示技术及其在抗体制备中应用的研究进展[J]. 南昌大学学报(医学版), (2): 83-88.

张书永. 2013. 免疫胶体金快速诊断技术的临床应用与质量控制[J]. 中国医学装备, 10(5): 37-39.

张卫琴. 2012. 免疫组化技术在病理诊断中的应用[J]. 安徽医药, 16(11): 1700-1702.

朱静. 2015. 基于链置换反应的分子识别和信号放大技术的建立及生物传感应用[D]. 山东大学博士学位论文.

邹媛, 詹金彪. 2007. 分子文库展示技术[J]. 细胞生物学杂志, 29: 179-186.

Abhinandan K R, Martin A C. 2008. Analysis and improvements to Kabat and structurally correct numbering of antibody variable domains [J]. Molecular Immunology, 45: 3832-3839.

Ahmad Z A, Yeap S K, Ali A M, et al. 2012. ScFv antibody: principles and clinical application[J]. Clinical Development Immunology, 980250.

Alonso N, Guillen R, Chambers J W, et al. 2015. A rapid and sensitive high-throughput screening method to identify compounds targeting proteinnucleic acids interactions[J]. Nucleic Acids Research, 43: e52.

Anderson A L, Sporici R, Lambris J, et al. 2006. Pathogenesis of B-cell superantigen-induced immune complex-mediated Inflammation [J]. Infection and Immunity, 742: 1196-1203.

Angenendt P. 2005. Progress in protein and antibody microarray technology [J]. Drug Discovery Today, 10 (7): 503-511.

Asti L, Uguzzoni G, Marcatili P, et al. 2016. Maximum-entropy models of sequenced immune repertoires predict antigen-antibody affinity [J]. Plos Computational Biology, 12(4): e1004870.

Astronomo R D, Lee H K, Scanlan C N, et al. 2008. A glycoconjugate antigen based on the recognition motif of a broadly neutralizing human immunodeficiency virus antibody, 2G12, is immunogenic but elicits antibodies unable to bind to the self glycans of gp120[J]. Journal Virology, 82 (13): 6359-6368.

Baneyx F, Mujacic M. 2004. Recombinant protein folding and misfolding in *Escherichia coli*[J]. Nature Biotechnology, 22: 1399-1408.

Baneyx F. 1999. Recombinant protein expression in *Escherichia coli*[J]. Current Opinion in Biotechnology, 10: 411-421.

Bao W J, Gao Y G, Chang Y G, et al. 2006. Highly efficient expression and purification system of small size protein domains in *Escherichia coli* for biochemical characterization[J]. Protein Expression Purification, 47: 599-606.

Beggs M, Novootney M, Sampetro S, et al. 1990. A self-performing chromatographic immunoassay for the qualitative determination of human chorionic gonadorophin (HCG) in rurine and serum[J]. Clinical Chemistry, 36: 1084-1085.

Borish L, Steinke J W. 2011. Interleukin-33 in asthma: how big of a role does it play[J]. Current Allergy and Asthma Reports, 11(1): 7-11.

Bowley D R, Labrijn A F, Zwick M B, et al. 2007. Antigen selection from an HIV-1 immune antibody library displayed on yeast yields many novel antibodies compared to selection from the same library displayed on phage [J]. Protein Engineering Design &Selection, 20 (2): 81-90.

Braud S, Moutiez M, Belin P, et al. 2005. Dual expression system suitable for high-throughput fluorescence-based screening and production of soluble proteins[J]. Journal of Proteome Research, 4: 2137-2147.

Busso D, Delagoutte-Busso B, Moras D. 2005. Construction of a set gateway-based destination vectors for high-throughput cloning and expression screening in *Escherichia coli*[J]. Analytical Biochemistry, 343: 313-321.

Carson K L. 2005. Flexibility-the guiding principle for antibody manufacturing [J]. Nature Biotechnology, 23 (9): 1054-1058.

Carter P, Smith L, Ryan M R. 2004. Identification and validation of cell surface antigens for antibody targeting in oncology [J]. Endocr Relat Cancer, 11 (4): 659-687.

Cataldi M A, Stoppani A O. 1981.Influence of efrapeptin, aurovertin and citreoviridin on the mitochondrial adenosine triphosphatase from *Trypanosoma cruzi* [J]. Molecular and Biochemical Parasitology, 3: 143-155.

Chatterjee D K, Esposito D.2006. Enhanced soluble protein expression using two new fusion tags[J]. Protein Expression Purification, 46: 122-129.

Chayen N E. 2004. Turning protein crystallisation from an art into a science[J]. Current Opinion in Structural Biology, 14: 577-583.

Cheng J D, Babb J S, Langer C, et al. 2004. Individualized patient dosing in phaseI clinical trials: the role of escalation with overdose control in PNU2214936 [J]. Journal of Clinical Oncology, 222 (4): 602-609.

Cheng Y, Patel D J. 2004. An efficient system for small protein expression and refolding[J]. Biochemical and Biophysical Research Communications, 317: 401-405.

Cherf G M, Cochran J R. 2015. Applications of yeast surface display for protein engineering[J]. Methods Molecular Biology, 1319: 155-175.

Daly R, Hearn M T. 2005. Expression of heterologous proteins in *Pichia pastoris*: a useful experimental tool in protein engineering and production[J]. Journal of Molecular Recognition, 18: 119-138.

DelProposto J, Majmudar C Y, Smith J L, et al. 2009. A novel fusion tag for enhancing solubility that is compatible with structural biology applications[J]. Protein Expression Purification, 63: 40-49.

De-Marco A, De Marco V. 2004. Bacteria co-transformed with recombinant proteins and chaperones cloned in independent plasmids are suitable for expression tuning[J]. Journal of Biotechnology, 109: 45-52.

di Guan C, Li P, Riggs P D, et al. 1988. Vectors that facilitate the expression and purification of foreign peptides in *Escherichia coli* by fusion to maltose-binding protein[J]. Gene, 67: 21-30.

Doria-Rose N A, Joyce M G. 2016. Srtategies to guide the antibody affinity maturation process [J]. Current Opinion in Virology ,(11): 137-147.

Dummler A, Lawrence A M, De-Marco A. 2005. Simplified screening for the detection of soluble fusion constructs expressed in *E. coli* using a modular set of vectors[J]. Microbial Cell Factories, 4: 34-42.

Dupont-Deshorgue A, Oudart J B, Brassart B, et al. 2015. A competitive enzyme-linked immunosorbent assay for quantification of tetrastatin in body fluids and tumor extracts[J]. Analytical Biochemistry, 482: 16-21.

Dyson M R, Shadbolt S P, Vincent K J, et al. 2004. Production of soluble mammalian proteins in *Escherichia coli*: identification of protein features that correlate with successful expression[J]. BMC Biotechnology, 4: 32-42.

Emily S, Tomoko H, Jamshid T, et al. 2007. The assembly of single domain antibodies into bispecific decavalent molecules [J]. Journal of Immunological Methods, 318: 88-94.

Esposito D, Chatterjee D K. 2006. Enhancement of soluble protein expression through the use of fusion tags[J]. Current Opinion in Biotechnology, 17: 353-358.

Filpula D. 2007. Antibody engineering and modification technologies [J]. Biomolecular England, 24 (2): 201-215.

Follman D K, Fahrner R L. 2004.Factorial screening of antibody purification processes using three chromatography steps witout protein A [J]. J Chromatogr A, 1024: 79-85.

Georgescu D, Ferrari-Lacraz S, Villard J. 2007.Anti-HLA antibody detection and rejection in kidney transplantation: impact of the new technologies [J]. Rev Med Suisse, 3 (108): 1064-1069.

Goulding C W, Perry L J. 2003. Protein production in *Escherichia coli* for structural studies by X-ray crystallography[J]. Journal of Structural Biology, 142: 133-143.

Greene J J. 2004. Host cell compatibility in protein expression[J]. Methods in Molecular Biology, 267: 3-14.

Hammarstrom M, Hellgren N, van Den Berg S, et al. 2002. Rapid screening for improved solubility of small human proteins produced as fusion proteins in *Escherichia coli*[J]. Protein Science, 11: 313-321.

Han M J, Lee S H. 2015. An efficient bacterial surface display systembased on a novel outer membrane anchoring element from the *Escherichia coli* protein YiaT[J]. FEMS Microbiol Lett, 362: 1-7.

He M, Cooley N, Jackson A, et al. 2004. Production of human single-chain antibodies by ribosome display [J]. Methods Molecular Biology, 248: 177-189.

He M, Khan F. 2005. Ribosome display: next-generation display technologies for production of antibodies *in vitro* [J]. Expert Rev Proteomic, 2(3): 421-430.

He M, Taussig M. 2002. Ribosome display: cell-free protein display technology [J]. Brief Funct Genomic Proteomic, 1 (2): 204-212.

Howard G C. 2010. 抗体制备与使用实验指南[M]. 北京:科学出版社.

Hu D M,Hu S Y, Wan W, et al. 2015. Effective optimization of antibody affinity by phage display integrated with highthroughput DNA synthesis and sequencing technologies [J]. PLoS One,10 (6) : e0129125.

Hu Y C. 2005. Baculovirus as a highly efficient expression vector in insect and mammalian cells[J]. Acta Pharmacologica Sinica, 26: 405-416.

Jhunjhunwala S, van Zelm M C, Peak M M, et al. 2008. The 3D structure of the immunoglobulin heavy-chain locus: implications for long-range genomic interactions [J]. Cell, 133 (2) : 265-279.

Jin N, Ling S M, Yang C, et al. 2014. Preparation and identification of monoclonal antibody against Citreoviridin and development of detection by Ic-ELISA[J]. Toxicon, 90: 226-236.

Kamat V, Rafique A. 2017. Extending the throughput of Biacore 4000 biosensor to accelerate kinetic analysis of antibody-antigen interaction [J]. Analytical Biochemistry, 530: 75-86.

Kapust R B, Tozser J, Copeland T D, et al. 2002. The P10 specificity of tobacco etch virus protease[J]. Biochemical and Biophysical Research Communications, 294: 949-955.

Kapust R B, Tozser J, Fox J D, et al. 2001. Tobacco etch virus protease: mechanism of autolysis and rational design of stable mutants with wild-type catalytic proficiency[J]. Protein Engineering, 14: 993-1000.

Kapust R B, Waugh D S. 1999. *Escherichia coli* maltose-binding protein is uncommonly effective at promoting the solubility of polypeptides to which it is fused[J]. Protein Science, 8: 1668-1674.

Kashmiri S V, De Pascalis R, Gonzales N R, et al. 2005. SDR grafting——a new approach to antibody humanization[J]. Methods, 36: 25-34.

Kataeva I, Chang J, Xu H, et al. 2005.Improving solubility of *Shewanella oneidensis* MR-1 and *Clostridium thermocellum* JW-20 proteins expressed into *Escherichia coli*[J]. Journal of Proteome Research,4: 1942-1951.

Kim Y H, Yang T Y, Park C S, et al. Anti-IL-33 antibody has a therapeutic effect in a murine model of allergic rhinitis[J]. Allergy, 2012. 67 (2) : 183-190.

Koelemij R, Kuppen P J, van de Velde C J, et al. 1999. Bispecific antibodies in cancer therapy from the laboratory to the clinic [J]. Journal of Immunotherapy, 226: 514-524.

Krag D N, Shukla G S, Shen G P, et al. 2006. Selection of tumor-binding ligands in cancer patients with phage display libraries [J]. Cancer Research, 66 (15) : 7724-7733.

Kun C, Hui W, Shi Z B, et al. 2008. Novel human 3-domain disulfide-stabilized antibody fragment against glycoprotein of rabies virus [J]. Microbes and Infection, 10: 548-555.

Kuroiwa Y, Tomizuka K, Shinohara T , et al. 2000. Manipulation of human minichromosomes to carry greater than megabase-sized chromosome inserts [J]. Nature Biotechnology, 18 (10) : 1086-1090.

Leblanc J J, Perez O, Hope T J. 2008. Probing the structural states of human immunodeficiency virus type 1 pr55gag by using monoclonal antibodies [J]. J Virol, 82(5): 2570-2574.

Lei H, Jin S, Karlsson E, et al. 2016. Yeast surfacedisplayed H5N1 avian influenza vaccines[J]. Journal Immunology Research, 4131324.

Li D, Gong R, Zheng J, et al. 2017. Engineered antibody CH2 domains binding to nucleolin: isolation, characterization and improvement of aggregation[J]. Biochemistry Biophys Research Communication: 446-453, 485.

Ling S M, Chen Q A, Zhang Y M, et al. 2015. Development of ELISA and colloidal gold immunoassay for tetrodotoxin detetcion based on monoclonal antibody[J]. Biosensors and Bioelectronics, 71: 256-260.

Ling S M, Pang J, Yu J J, et al. 2014. Preparation and identification of monoclonal antibody against fumonisin B1and development of detection by Ic-ELISA[J]. Toxicon, 80: 64-72.

Ling S M, Wang R Z, Wang S H, et al. 2015. Rapid detection of fumonisin B1 using a colloidal gold immunoassay strip test in corn samples[J]. Toxicon,108(120): e215.

Linnett P, Mitchell A, Beechey R, et al. 1978. Citreoviridin, a specific inhibitor of the mitochondiral adenosine triphosphatase [J]. Biochemical Journal, 170: 503-510.

Liu B H, Hung C T, Lu C C, et al. 2014. Production of monoclonal antibody for okadaic acid and its utilization in an ultrasensitive enzyme-linked immunosorbent assay and one-step immunochromatographic strip[J]. Journal of Agricultural and Food Chemistry, 62(6): 1254-1260.

Liu X, Li M, Wu Y, et al. 2009. Anti-IL-33 antibody treatment inhibits airway inflammation in a murine model of allergic asthma[J]. Biochemical and Biophysical Research Communications, 386(1): 181-185.

Louten J, Rankin A L, Li Y, et al. 2011. Endogenous IL-33 enhances Th2 cytokine production and T-cell responses during allergic airway inflammation[J]. International Immunology, 23(5): 307-315.

Lu D L, Collison A M, Kowalski T J. 2005. The patentability of antibodies in the United States [J]. Nature Biotechnology, 23 (9): 1079-1080.

Ma W, Yu H, Wang Q, et al. 2004. *In vitro* biological activities of transmembrane superantigen staphylococcal enterotoxin a fusion protein[J]. Cancer Immunology Immunotherapy, 53 (2): 118.

Mack M, Riethmuller G, Kufer P. 1995. A small bispecific antibody construct expressed as a functional single-chain molecule with high tumor cell cytotoxicity [J]. Proceedings of the National Academy of Sciences, 92(15): 7021-7025.

Mancia F, Brenner-Morton S, Siegel R, et al. 2007. Production and characterization of monoclonal antibodies sensitive to conformation in the 5HT2c serotonin receptor [J]. PNAS, 104(11): 4303-4308.

Metcalfe D D. 2008. Mast cells and mastocytosis [J]. Blood, 112: 946-956.

Miller A M. 2011. Role of IL-33 in inflammation and disease[J]. Journal of Inflammation-London, 8(1): 22.

Miroux B, Walker J E. 1996. Over-production of proteins in *Escherichia coli*: mutant hosts that allow synthesis of some membrane proteins and globular proteins at high levels[J]. Journal of Molecular Biology, 260: 289-298.

Modjtahedi H, AliS, Essapen S. 2016. Therapeutic application of monoclonal antibodies in cancer: advances and challenges[J]. British Medical Bulletin, 104:41-59.

Murray A, Graves C R, Brady K, et al. 2004. Antibody purification by column chromatography[J]. Methods Molercular Biology, 248: 379-388.

Nallamsetty S, Waugh D S. 2006. Solubility-enhancing proteins mbp and NusA play a passive role in the folding of their fusion partners[J]. Protein Expression Purification, 45: 175-182.

Nikolaev V O, Boivin V, Störk S, et al. 2007. A novel fluorescence method for the rapid detection of functional β1-adrenergic receptor autoantibodies in heart failure[J]. Journal of the American College of Cardiology, 50 (5): 423-431.

Nomine Y, Ristriani T, Laurent C, et al. 2001. Formation of soluble inclusion bodies by HPV e6 oncoprotein fused to maltose-binding protein[J]. Protein Expression Purification, 23: 22-32.

Nowotny A. 1979. Preparation of Peroxidase-Labeled Antibody[M]. Springer Berlin Heidelberg.

Nygren P A, Stahl S, Uhlen M. 1994. Engineering proteins to facilitate bioprocessing[J]. Trends in Biotechnology, 12: 184-188.

Ottiger M, Thiel M A, Feige U, et al. 2009. Efficient intraocular of topical anti-TNF-a single-chain antibody (ESBA105) to anterior and posterior segment without penetration enhancer[J]. Investigative Ophthalmology & Visual Science, 50: 779-786.

Ow D S W, Lim D Y X, Nissom P M, et al. 2010. Co-expression of Skp and FkpA chaperones improves cell viability and alters the global expression of stress response genes during scFvD1.3 production[J]. Microbial Cell Factories, 9: 22-36.

Pauyo T, Hilinski G J, Chiu P T, et al. 2006. Genetic and fluorescence studies of affinity maturation in related antibodies [J]. Molecular Immunology, 43: 812-821.

PreiteS, Baumjohann D, Foglierini M, et al. 2015. Somatic mutations and affinity maturation are impaired by excessive numbers of T follicular helper cells and restored by Treg cells or memory T cells[J]. European Journal of Immunology, 45(11): 3010-3021.

Qing G, Ma L C, Khorchid A, et al. 2004. Cold-shock induced high-yield protein production in *Escherichia coli*[J]. Nature Biotechnology, 22: 877-882.

Qing Y, Li H, Xu W, et al. 2012. Selection of human single chain variable fragments (scFv) against IL-33 from a naïve antibody library by phage display[J]. Applied Biochemistry and Biotechnology, 167(1): 498-509.

Qiu C, Li Y, Li M, et al. 2013. Anti-interleukin-33 inhibits cigarette smoke-induced lung inflammation in mice[J]. Immunology, 138(1): 76-82.

Ramanan R, Kim B H, Cho D, et al. 2015. Algaebacteria interactions: evolution, ecology and emerging applications[J]. Biotechnology Advance, 34: 14-29.

RedmanJ M, Hill E M, AlDeghaither D, et al. 2015. Mechanisms of action of therapeutic antibodies for cancer[J]. Molecular Immunology, 67 (2 Pt A) :28-45.

Reichert J M, Dewitz M C. 2006. Anti2 infective monoclonal antibodies: perils and promise of development [J]. Nature Review Drug Discovery, 5 (3) : 191-195.

Rezaee R, Poorebrahim M, Najafi S, et al. 2016. Impacts of the G145R mutation on the structure and immunogenicactivity of the hepatitis B surface antigen: a computational analysis [J]. Hepatitis Monthly, 16 (7) : e39097.

Rice J J, Daugherty P S. 2008. Directed evolution of a biterminal bacterial displayscaffold enhances the display of diverse peptides [J]. Protein Engineering Design &Selection, 21 (7) : 43-442.

Saeed A F, Awan S A. 2016. Advances in monoclonal antibodies production and cancer therapy[J]. MOJ Immunology, 3: 00099.

Saeed A F, Wang R Z, Ling S M, et al. 2017. Antibody engineering for pursuing a healthier future[J]. Frontiers in Microbiology, 8: 495.

Schanzera J M, WarthaK, Moessner E, et al. 2016. A novel affinity-matured bispecific antibody targeting IGF-1R and EGFR with combined signaling inhibition and enhanced immune activation for the treatment of pancreatic cancer. [J]. MABs, 8 (4) : 811-27.

Schrodel A, Volz J, De-Marco A. 2005. Fusion tags and chaperone co-expression modulate both the solubility and the inclusion body features of the recombinant CLIPB14 serine protease[J]. Journal of Biotechnology, 120: 2-10.

Seidelin J B, Bjermm J T, Coskun M, et al. 2010. IL-33 is upregulated in colonoeytes of ulcerative colitis[J]. Immunology Letters, 128 (1) : 80-85.

Sheedy C, MacKenzie C R, Hall J C. 2007. Isolation and affinity maturation of hapten-specific antibodies [J]. Biotechnology Advances, 25: 333-352.

Shyu R H, Shyu H F, Liu H W, et al. 2002. Colloidal gold-based immunochromatographic assay for detection of ricin[J]. Toxicon, 40 (3) : 255-258.

Silacci M, Brack S, Sehirru G, et al. 2005. Design construction and characterization of a large synthetic human antibody phage display library [J]. Journal of Proteomics, 5 (9) : 23-40.

Smith D B, Johnson K S. 1988. Single-step purification of polypeptides expressed in *Escherichia coli* as fusions with glutathione S-transferase[J]. Gene, 67: 31-40.

Sonoda H, Kumada Y, Katsuda T, et al. 2010. Functional expression of single-chain Fv antibody in the cytoplasm of *Escherichia coli* by thioredoxin fusion and co-expression of molecular chaperones[J]. Protein Expression Purification, 70: 248-253.

Steeland S, Vandenbroucke R E, Libert C. 2016. Nanobodies as therapeutics: big opportunities for small antibodies[J]. Drug Discovery Today, 21 (7) : 1076-1113.

Sushma K, Vijayalakshmia M A, Krishnana V, et al. 2011. Cloning, expression, purification and characterization of a single chain variable fragment specific to tumor necrosis factor alpha in *Escherichia coli*[J]. Journal of Biotechnology, doi: 10. 1016/j.jbiot ec.2011.06.039.

Szmacinski H, Smith D S, Hanson M A, et al. 2008. A novel method for monitoring monoclonal antibody production during cell culture [J]. Biotechnology Bioengineer, 100 (3): 448-457.

Takahashi T T, Austin R J, Roberts RW. 2003. mRNA display: ligand discovery, interaction analysis and beyond [J]. Trends Biochemistry Science, 28 (3): 159-165.

Tiwari G, Tiwari R, Sriwastawa B, et al. 2012. Drug delivery systems: an updated review[J]. Internation Journal of Pharmaceutical Investigation, 2: 2-11.

Tomita M, Tsumoto K. 2010. Hybridoma technologies for antibody production[J]. Immunotherapy, 3: 371-380.

Tsumoto K, Ejima D, Kumagai I, et al. 2003. Practical considerations in refolding proteins from inclusion bodies[J]. Protein Expression and Purification, 28: 1-8.

Turner P, Holst O, Karlsson E N. 2005. Optimized expression of soluble cyclomaltodextrinase of thermophilic origin in *Escherichia coli* by using a soluble fusion-tag and by tuning of inducer concentration[J]. Protein Expression Purification, 39: 54-60.

Usui-Aoki K, Shimada K, Nagano M, et al. 2005. A novel approach to protein expression profiling using antibody microarrays combined with surface plasmon resonance technology [J]. Proteomics, 5 (9): 2396-2401.

Villani M E, Morea V, Consalvi V, et al. 2008. Humanization of a highly stable single-chain antibody by structure-based antigen-binding site grafting [J]. Molecular Immunology, 45: 2474-2485.

Wang H, Dai J, Li B, et al. 2008. Expression, purification, and characterization of an immunotoxin containing a humanized anti-CD25 single chain fragment variable antibody fused to a modified truncated *Pseudomonas exotoxin*A[J]. Protein Expression and Purification, 58: 140-147.

Wang R Z, Gu X S, Zhuang Z H, et al. 2016. Screening and molecular evolution of a single chain variable fragment antibody (scFv) against citreoviridintoxin[J]. Journal of Agricultural and Food Chemistry, 64: 7640-7648.

Wang R Z, Huang A L, Liu L C, et al. 2014. Construction of a single chain variable fragment antibody(scFv) against tetrodotoxin (TTX) and its interaction with TTX[J]. Toxicon, 83: 22-34.

Wang R Z, Zeng L M, Yang H, et al. 2017. Detection of okadaic acid (OA) using ELISA and colloidal gold immunoassay based on monoclonal antibody[J]. Journal of Hazardous Materials, 339: 154-160.

Wang S H, Du X Y, Lin L, et al. 2008. Zearalenone (ZEN) detection by a single chain fragment variable (scFv) antibody [J]. World J MicrobBiot, 24 (9): 1681-1685.

Wang S H, Zhang J B, Zhang Z P, et al. 2006. Construction of single chain variable fragment (scFv) and biscFv-alkaline phosphatase fusion protein for detection of *Bacillus anthracis*[J]. Analytical Chemistry, 78 (4): 997-1004.

Wang S H, Zheng C J, Liu Y, et al. 2008. Construction of multiform scFv antibodies using linker peptide [J]. Journal of Genetics and Genomics, 35(5): 313-316.

Wang X H, Wang S. 2008. Sensors and biosensors for the determination of small molecule biological toxins[J]. Sensors, 8(9): 6045-6054.

Waugh D S. 2005. Making the most of affinity tags[J]. Trends in Biotechnology, 23: 316-320.

Wesolowski J, Alzogaray V, Reyelt J, et al. 2009. Single domain antibodies: promising experimental and therapeutic tools in infection and immunity[J]. Medical Microbiology and Immunology, 198: 157-174.

Yang X M, Xing J L, Liao C G, et al. 2008. High efficiency reconstitution of a human-mouse chimeric Fab of CAb-1 antibody specific to human colon cancer [J]. Scand J Immunol, 68 (1): 12-21.

Yuan J, Zhang C, Fang S, et al. 2012. A monoclonal antibody against F1-F0 ATP sunthase beta subunit[J]. Hybridoma, 31(5): 352-357.

Yuan L, Zhang X, Xiao N, et al. 2006. Identification of a WSSV neutralizing scFv antibody by phage display technology and *in vitro* screening [J]. Dis Aquat Organ, 72 (2): 93-99.

Yuan X, Yang M, Chen X, et al. 2017. Characterization of the first fully human anti-TEM1 scFv in models of solid tumor imaging and immunotoxin-based therapy[J]. Cancer Immunology Immunother, 66: 367-378.

Zahnd C, Amstutz P, PluckthunA. 2007. Ribosome display: selecting and evolving proteins *in vitro* that specifically bind to a target[J]. Nat Methods, 4: 269-279.

Zhang C. 2012. Hybridoma technology for the generation of monoclonal antibodies[J]. Methods Molecular Biology, 901: 117-135.

Zhang Y B, Howitt J, McCorkle S, et al. 2004. Protein aggregation during overexpression limited by peptide extensions with large net negative charge[J]. Protein Expression Purification, 36: 207-216.

Zhao X L, TianL F, Zhang S, et al. 2016. Novel human three-domain antibody fragments against Stnfalpha as well as tmTNF alpha with high affinity generated by the combination of ribosome display and *E. coli* expression system[J]. Scandinavian Journal of Immunology, 83: 267-278.

Zhao Y, Benita Y, Lok M, et al. 2005. Multi-antigen immunization using IgG binding domain ZZ as carrier[J]. Vaccine, 23: 5082-5090.